NOTICE

SUR

LE CHOLÉRA-MORBUS.

NOTICE

SUR

LE CHOLÉRA-MORBUS,

CONTENANT

LA DESCRIPTION DE LA MALADIE ;

LES MOYENS HYGIÉNIQUES QU'IL CONVIENT DE LUI OPPOSER ;

L'INDICATION DES PREMIERS SECOURS A DONNER AVANT L'ARRIVÉE DU MÉDECIN ;

SUIVIS.

DE QUELQUES RÉFLEXIONS SUR LES MOYENS CURATIFS ;

PAR LE DOCTEUR

ANTOINE BARDET PÈRE,

MÉDECIN DES ÉPIDÉMIES POUR LA SOUS-PRÉFECTURE DE BERNAY,

Nommé, le 6 juillet 1829, par M. de Martignac, Ministre de l'Intérieur.

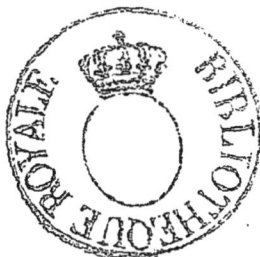

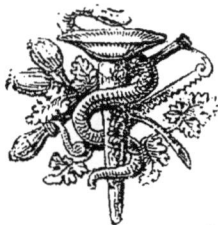

A BERNAY,

CHEZ LA VEUVE DALANDON, LIBRAIRE,

PRÈS L'ÉGLISE SAINTE-CROIX.

——

1832.

A

Madame la Comtesse Danger, Mère.

En dédiant cette Notice à celle dont la vocation est de faire le bien, à celle dont la salutaire influence entretient les bonnes mœurs dans sa commune, à celle dont la constante et inépuisable bienfaisance envers les malheureux sera, pour eux, un sûr préservatif du choléra épidémique, ou, du moins, un puissant moyen d'en atténuer les effets; si jamais il survient, nous ne nous dissimulons pas l'exiguité de notre hommage; mais, puisse celle à laquelle nous l'offrons, y voir, du moins, l'expression du profond respect, de la sincère reconnaissance et de l'inviolable attachement de son médecin,

BARDET.

AVANT-PROPOS.

———

LES médecins des épidémies sont, dans les arrondissemens, les sentinelles naturelles des maladies épidémiques et contagieuses. Leur tâche ne doit pas se borner à éclairer les magistrats sur les moyens sanitaires les plus efficaces à mettre en usage pour s'opposer à l'invasion de semblables fléaux; il ne suffit pas non plus, lorsque l'épidémie a franchi les limites du territoire, qu'ils donnent les secours les plus prompts et les mieux dirigés aux personnes qu'elle a frappées; ils doivent encore, dans ces momens de calamité, protéger celles qu'elle menace, en leur disant à quelle source et comment on peut puiser les meilleures précautions contre les atteintes de la maladie.

Pour remplir cette tâche, qui est imposée à tout médecin, mais surtout à celui qui, comme nous, est revêtu des fonctions de médecin des épidémies, nous nous étions occupé, depuis six mois, d'un ouvrage intitulé : *Topographie médicale de l'arrondissement de Bernay*; *Recherches sur les épidémies tant générales que partielles qui y ont régné*; *Précautions à prendre contre le choléra-morbus asiatique*. Mais, lorsque la rédaction du manuscrit était aux trois quarts de ce qu'il devait être (1er. avril 1832), nous avons vu que nous ne pourrions pas parvenir à finir un ouvrage aussi long, et à le mettre en état d'être livré à l'impression avant le tems où l'invasion du choléra était à craindre dans notre pays. Nous avons donc cru devoir renoncer, pour quelque tems, à notre premier projet, qui aurait exigé beaucoup plus de tems que nous n'en avions devant nous, et nous borner à un Précis qui ne fût que le cinquième, le quart de ce qu'aurait été l'ouvrage, tel que nous l'avions projeté dans le principe.

Cette Notice ne s'adresse point aux médecins ; ils connaissent trop bien le sujet que nous traitons, pour que nous osions nous permettre de la leur offrir.

Nous n'avons point non plus la prétention de rien apprendre à l'autorité, qui s'occupe, en ce moment, de toutes les précautions désirables que prescrit l'hygiène publique.

Nous nous bornerons à présenter, à toutes les classes de la société, des instructions tirées de l'hygiène privée, de cette science qui enseigne à chacun les moyens propres à conserver sa santé et à se préserver des maladies ; si nous nous occupons de l'hygiène publique, ce sera pour prouver au gouvernement que nous faisons tous nos efforts pour justifier la confiance qu'il a placée en nous.

Dans un travail de ce genre, nous n'avons point de prétentions à faire valoir; des matières si hautes, si difficiles et si lamentables, inspirent plus d'humilité que d'orgueil.

Nous déclarons que nous avons pris, dans plusieurs auteurs qui se sont occupés des différens sujets que nous avons traités, ce qui rentrait le mieux dans notre plan.

Certains esprits chagrins ne manqueront pas de dire que toutes ces règles hygiéniques sont connues, et qu'en conséquence, ce Précis était inutile. Nous leur répondrons que les règles hygiéniques générales sont, à la vérité, connues; mais que celles qui sont propres, spéciales à chaque pays, sont ignorées; que c'était, surtout, cette spécialité que nous avions en vue dans l'ensemble de l'ouvrage, dans lequel nous nous attachions à montrer la nature, là où nous sommes, et à signaler les lois auxquelles est soumise la vie dans notre climat, et devant lesquelles comparaissent, pour ainsi dire, toutes nos maladies.

Nous ne nous flattons pas d'avoir précisément atteint ce but dans ce Précis, nous l'avons seulement montré. Que d'autres, plus habiles, poursuivent la même carrière dans leurs loisirs (car on en trouve toujours pour l'humanité, quelles ques soient les occupations).

Nous prions les lecteurs d'excuser, en faveur d'une plume peu exercée, et du peu de tems que nous avons à notre disposition, la prolixité et les fautes de locution dont est entachée cette Notice.

Elle arrive trop tard par rapport au choléra. Mais, ce qui nous console, c'est que les préceptes qu'elle renferme sont de tous les tems. Ce qui nous console aussi, c'est que nous aurons droit à l'indulgence et à l'estime de tout le monde, puisque nous l'avons faite dans la seule vue d'être utile à l'humanité.

NOTICE

SUR

LE CHOLÉRA-MORBUS.

COMME médecin des épidémies, j'ai dû m'occuper
d'une manière toute particulière du choléra-morbus,
et en faire le sujet de mes méditations ; j'ai dû le
suivre depuis son origine en 1817 dans l'Inde, jusqu'à
Paris où il vient d'éclater ; j'ai dû recueillir tous les
documens qui ont été publiés sur sa nature, ses
causes, ses symptômes, ses effets, et sur les moyens
préservatifs et curatifs dont il est susceptible ; j'ai dû
comparer toutes les circonstances topographiques
de notre arrondissement avec celles des pays qu'il a
parcourus, et étudier toutes les causes qui peuvent
avoir une influence marquée sur son développement.
Placé dans les circonstances les plus convenables à
ce genre de recherches, j'ai visité toutes les communes
de notre arrondissement, et partout j'ai acquis la
certitude qu'il offre à la cause épidémique une ca-
pacité sanitaire propre à lui résister, ou du moins à la
rendre peu meurtrière si elle y arrive.

1

Dans les circonstances actuelles, où l'idée de l'apparition du choléra-morbus tourmente tous les esprits, le but de cet écrit est de calmer les craintes publiques, et d'indiquer les moyens de prévenir cette maladie et ceux de la combattre, si toutefois quelques personnes venaient à en être attaquées. Je diviserai mon travail en trois parties. Dans la première, je ferai une description succincte de la maladie; dans la seconde, je tracerai les moyens hygiéniques propres à la prévenir ou à en diminuer les dangers; la troisième sera consacrée aux premiers secours à donner aux malades, en attendant ceux du médecin.

C'est pour la deuxième fois que cette maladie règne d'une manière générale. Les Annales médicales, sans déterminer le lieu d'origine, font mention d'un choléra qui, en 1600, sévit sur toute l'Europe, et qui exerça de très-grands ravages; il amenait la mort avant le quatrième jour (1).

En 1750, une épidémie de choléra ravagea Paris; mais elle fut partielle.

Jusqu'ici, il a été impossible de remonter à la cause primordiale du choléra, et nous sommes obligés de convenir qu'elle est, comme bien d'autres, couverte d'un voile qu'il n'est pas facile de soulever. Nous ne

(1) Il y a tout lieu de croire que ce fut aussi une épidémie de choléra, que la fameuse *peste noire*, *mort noire*, qui, de 1348 à 1386, ravagea l'Europe. Née dans le Kathaï, province de la Chine, elle gagna de là successivement la Russie, la Pologne, l'Allemagne, la France, l'Italie, la Sicile, les côtes d'Afrique, les îles de la Méditerranée et l'Espagne.

l'attribuerons pas pour cela à l'intervention des puis-
sances surnaturelles, comme avant le moyen-âge : alors,
tout ce qui était inexplicable devenait divin. S'il sur-
venait une maladie pestilentielle ou populaire, on la
raportait au courroux des Dieux, et, pour les apaiser,
on faisait la cérémonie du Lectisterne, qui consistait,
selon Pline et Plutarque, à servir, pendant huit jours,
des festins aux statues d'Apollon, Latone, Diane, etc.
On célébrait aussi des jeux publics ; on donnait des
concerts ; on sacrifiait une fille ; mais, depuis cette
époque, les progrès de l'anatomie pathologique et les
connaissances acquises sur les maladies épidémiques
et contagieuses, ont appris à discerner une foule de
maladies que l'on attribuait jadis à des causes surnaturelles, et qui sont aujourd'hui classées dans des
cadres nosologiques.

Tout ce qui est inexplicable atteste notre ignorance, mais ne devient pas pour cela surnaturel.
N'est-il pas plutôt à présumer que nos maux dérivent
de sources toutes naturelles et de causes secondes
qui tiennent à des révolutions dans le globe, à des
fermentations chimiques dans les entrailles de la
terre, à des vapeurs vomies par les abîmes, à la suite
de commotions souterraines, à des volcans, à de
nouvelles et innombrables combinaisons de notre
monde, aux rétablissemens de nouveaux équilibres
dans les élémens, et à de nouvelles situations sociales ?
Si les premiers Gaulois revenaient à la vie, retrou-
veraient-ils, en France, l'air qu'ils ont respiré, le sol

qu'ils ont foulé, les influences atmosphériques qu'ils ont éprouvées, les enfans qu'ils y avaient laissés? Ces causes ne tiennent-elles pas aussi à l'influence des corps célestes, comme aux retours imprévus des comètes? Il n'est pas douteux, dit le docteur Joly, que les corps célestes n'exercent sur l'économie vivante une action indirecte, c'est-à-dire dépendante des modifications atmosphériques, qui coïncident avec le retour des saisons, la différence des climats, les vicissitudes barométriques, etc. Mais exercent-ils, en outre, des effets directs, comme beaucoup d'auteurs l'ont soutenu? Bien que les lois connues de l'astronomie n'admettent aucun de ces derniers effets, il serait toutefois peu philosophique de les nier d'une manière absolue, par cela seul qu'ils se refusent à toute explication. Si la lune a le pouvoir d'ébranler l'Océan, pourquoi lui serait-il impossible d'exercer la moindre influence sur les fluides organiques et sur le système nerveux? Pourquoi cette influence serait-elle tout-à-fait nulle sur les êtres humains, lorsqu'elle paraît si évidente sur la végétation et même sur beaucoup d'animaux, notamment sur les jeunes anguilles de Commachio?

Le médecin ne doit donc pas toujours regarder sur la terre, mais élever les yeux vers les astres, d'où descendent quelquefois et la vie et la mort. Combien de couvées d'œufs d'oiseaux, d'insectes (comme les vers à soie), périssent au moment des commotions de la foudre? Combien de matières en fermentation

sont corrompues promptement par l'état électrique
de l'atmosphère? Combien d'anxiétés douloureuses
chez les malades? Combien de mouvemens nerveux,
de spasmes chez les personnes faibles, mobiles? Dans
quel accablement singulier ne sommes-nous pas pendant tout le tems qui précède un orage, et surtout s'il
est différé? ce qui arrive toutes les fois que l'électri-
cité qui se porte sur la nue n'est pas assez considérable pour y produire une surcharge qui le détermine.
Tout le monde, jusqu'aux habitans de la campagne,
connaît la funeste influence de l'atmosphère pendant
ce qu'on appelle la *lune rousse*. Nous tromperions-
nous en disant que c'est à des influences, à des
causes semblables qu'il faut rapporter les vastes épidémies qui nous tuent ou nous rendent malades,
jusqu'à ce que nos corps soient habitués, façonnés à
leur influence, ainsi que nous nous habituons à de
nouveaux pays où nous allons nous fixer?

C'est aux hommes de génie, aux profonds obser-
vateurs à nous révéler une partie de ces causes ; nous
disons une partie, car il est probable qu'il ne leur
sera pas donné de résoudre tous les problèmes. Il est
des causes et des effets qui sont de véritables mystères
devant lesquels il faut baisser humblement les yeux.
N'y a-t-il pas dans les fonctions du système nerveux,
par exemple, tel désordre que la destruction de la
vie s'ensuive, sans qu'il soit possible d'en assigner
les causes? Qui dira pourquoi certaines années s'op-
posent à la fécondité des animaux, et causent des

mortalités extraordinaires, comme en 1447? Pourquoi telle épizootie qui fait périr tous les bœufs épargne-t-elle le chien, le cheval? Pourquoi, en 1514, une sorte de peste fit-elle périr tous les chats, sans toucher à nul autre animal? Pourquoi la peste, le choléra, si funestes à l'espèce humaine, ne frappent-ils pas les quadrupèdes commensaux du logis?

Mais hâtons-nous de revenir à la cause primordiale du choléra, cause qui nous paraît résider dans un principe spécial, délétère, toxique, éminemment épidémique, n'étant jamais contagieux par lui-même, épargnant certains individus, agissant sur les autres, surtout lorsqu'ils y sont disposés par une constitution faible, délicate, usée par des maladies du canal alimentaire, par une mauvaise alimentation, un air vicié, la malpropreté, la froidure, l'humidité, les excès de tout genre, les affections tristes de l'ame, etc., tellement qu'on pourrait dire qu'il y a sympathie entre ce fléau et les misères humaines. En effet, lorsque cette maladie est généralement répandue, la classe supérieure peut en recevoir l'influence; mais elle la doit à l'absence de tout régime, à des imprudences, à la non observation des lois hygiéniques, ou à des constitutions dégradées, usées. En effet, né dans des lieux malsains de l'Inde, sous l'influence de fortes chaleurs jointes à une grande humidité, et immédiatement après une température froide et humide, le choléra se développe dans les mêmes circonstances en Europe : on le voit rechercher les eaux stagnantes, les fleuves, les rivières, les masses aqueuses, les lieux marécageux, les cloaques, les grandes populations agglomérées, les grandes villes et les lieux bas où les rayons du soleil n'arrivent pas ou n'arrivent qu'en très-petite quantité, et où les couches d'air ne se renouvelant qu'avec difficulté, recèlent, encaissent les émanations animales, végétales ou minérales. On le voit enfin sévir sur ceux qui habitent ces lieux, et qui portent les stigmates de la langueur, du relâchement, de la dégradation. Cela est si vrai, que nulle part la mortalité n'a été aussi grande que dans l'Inde, où la constitution des habitans est en général molle, lymphatique, dégradée, où les affections de l'ame sont tristes ; où l'alimentation est mauvaise, se composant de riz, de millet, de lait caillé, de légumes, de feuilles tendres, et d'eau tiède pour boisson ; où les habitations sont malsaines, etc. ; cela est si vrai, que les Européens, mieux logés, mieux nourris, mieux constitués, conservent, dans ce pays-là, leur santé au milieu de l'épidémie la plus meurtrière ; cela est si vrai, qu'en Russie, où les conditions de la vie sont meilleures, le choléra a attaqué un moins grand nombre de sujets, et que la mortalité n'y a pas été aussi considérable, si on en excepte l'Oural, où les Cosaques, qu'on peut assimiler aux parias de l'Inde, ont été moissonnés ; cela est si vrai, que le Caire et Alexandrie, où se réunissent toutes les causes d'infection, d'insalubrité, de privation, d'abattement d'esprit, etc., ont été dépeuplés par le choléra ; cela est si vrai, qu'en

Pologne, cette maladie n'a semé la mort que dans
les lieux chargés d'émanations qui s'élevaient des
cadavres, ou dans les bivouacs sur un sol humide
et marécageux ; d'ailleurs, son développement fut
favorisé par une foule de circonstances, telles que :
un état électrique presque continuel de l'atmosphère,
une chaleur humide expansive, le refroidissement
subit du corps par les variations subites et répétées
de température, les alternatives de privations et
d'excès, des alimens de mauvaise qualité, l'usage
d'eaux insalubres, les chagrins, la colère, la crainte,
les veilles, le défaut de sommeil, les fatigues exces-
sives, etc. ; cela est si vrai, que le choléra a été infiniment moins meurtrier en Prusse et en Allemagne,
parce que les conditions de la vie y sont plus heu-
reuses, et qu'on a pu y employer avec beaucoup de
sagacité les moyens préservatifs propres à diminuer
les dangers du fléau ; cela est si vrai, qu'en Angleterre,
c'est dans les rues basses, humides et étroites, où
réside une population sale, malpropre et mal nourrie,
que le choléra a exercé et exerce encore ses ravages ;
enfin cela est si vrai, que ce fléau populaire, en arri-
vant en France, fidèle à ses victimes favorites, s'est
précipité, quoique par un tems très-salubre, sur la
cité de Paris, sûr d'y trouver accumulées des milliers
de constitutions devenues cholériques sous une foule
d'influences, telles que : souterrains méphytisés,
rareté ou absence des rayons solaires et lumineux,
habitations basses, humides et encaissées d'émana-

tions de toute espèce depuis des siècles, abus de boissons spiritueuses falsifiées, malpropreté, privations, chagrins, passions crapuleuses de tous genres, etc.

Il demeure donc constant pour nous que le choléra se manifeste et se développe là où se trouvent réunies toutes les misères humaines et les causes d'insalubrité.

Or, si nous jetons un coup-d'œil rapide sur la topographie de notre arrondissement, nous verrons que ces causes y sont bien minimes, extrêmement minimes.

En effet, le sol de notre pays, si l'on excepte celui de Mortagne, est un des plus élevés de la Normandie ; il est incliné du sud sud-est au nord nord-ouest, de manière que son principal aspect est au septentrion, vers lequel se dirigent ses vallées et la plupart de ses vallons, et où vont se rendre ses rivières.

Il offre, du nord au sud, une suite de plateaux, de collines, de vallées et de vallons, qui donnent du mouvement à l'air et le rendent assez vif.

Formé d'une grande partie du Lieuvin, d'une petite du Roumois, d'une beaucoup plus grande des campagnes du Neubourg, et d'une assez grande étendue du pays d'Ouches, notre terroir offre, surtout dans les trois premières parties, de belles et riches plaines où la nature étale toutes les richesses du règne végétal, particulièrement celles des céréales.

Depuis un tems immémorial, il est couvert de deux grandes forêts et d'un certain nombre de bois, de futaies, de bois-taillis, de pommiers, de poiriers, de bruyères, etc.

Il est traversé par deux grandes routes en sens opposé (bientôt il le sera par trois), et par un très-grand nombre de chemins dans toutes les directions.

Parmi les différens terrains qui forment la nature du sol, et qui sont au nombre de dix à onze, on trouve surtout des couches calcaires, marneuses, siliceuses, argileuses, des grès, du sable, etc.

On n'y voit ni excavation, ni souterrains, ni aucunes traces d'anciens volcans.

Les trois règnes sont, pour ainsi dire, dans les plus belles conditions, et se balancent dans de justes proportions.

Le terroir est arrosé par deux rivières principales et six autres petites, dont les eaux coulent rapidement sur un fond de cailloux et de ravins; il n'y a ni lacs, ni marais, ni étangs où les eaux croupissent; l'inclinaison du terrain est suffisante pour l'écoulement des eaux pluviales, lesquelles, d'ailleurs, trouvent çà et là une infinité de bétoires qui, sous plus d'un rapport, sont d'une grande utilité; l'évaporation ne peut jamais être trop considérable, parce que le règne végétal est très-répandu, et que l'infiltration du liquide fécondant se fait en assez grande proportion.

Eloignée des extrêmes de chaleur et de froid, de

sécheresse et d'humidité, il semblerait que notre
région devrait jouir d'une température modérée ;
mais il n'en est pas ainsi , elle est au contraire très-
variable , très-inconstante et plutôt froide que modérée ; on en trouve les causes dans le voisinage de
la mer (sept lieues), dans l'aspect du pays, dans la
direction des vents, dans la position des forêts, etc.
Cependant, l'air y est en général fort pur, quoiqu'il
soit plus humide que sec ; les orages ne sont ni très-
fréquens, ni très-forts ; les vents dominans sont le
nord-ouest et le sud-ouest ; au reste , ce climat mo-
dérément froid paraît le plus naturel du pays et le
plus convenable à ses productions.

Les manufactures, les fabriques, les établissemens
publics sont placés, disséminés, surveillés et dirigés
de telle manière que leur voisinage ne peut en recevoir aucune influence fâcheuse.

Les recherches que nous avons faites sur les épidémies générales et partielles qui ont régné dans l'arrondissement, nous ont mis à même d'annoncer qu'aucune n'a été très-meurtrière.

Les villes et les bourgs ont peu d'étendue ; les
maisons qui les composent ont peu d'élévation et ne
gênent point la circulation de l'air.

L'habitant est, en général, d'une constitution forte
et robuste, d'une taille avantageuse, d'un tempérament sanguin, ayant, d'ailleurs, le système musculaire très-prononcé ; son type moral est marqué par
une grande étendue de compréhension, beaucoup

d'à-plomb et beaucoup de discernement ; les idées superstitieuses ont peu de crédit sur lui ; son caractère ne comporte pas les inquiétudes très-profondes ; il est en général très-laborieux, industrieux, et ennemi de la frivolité (1).

Dans les classes moyenne et inférieure, la répartition des fortunes, les produits de l'industrie, le salaire de l'homme de travail, et la charité pour les indigens, mettent chacun dans le cas d'avoir une alimentation saine que le pays offre en abondance, dans la viande de boucherie, dans le poisson de mer et de rivière, dans les plantes potagères, dans les légumes, dans les fruits, dans la boisson de cidre, etc.

Le genre d'habillement est très-avantageux, à raison surtout de la blaude ; chacun peut, d'ailleurs, se vêtir proprement et convenablement, selon les saisons, à cause de la facilité qu'on a de se procurer du linge et des étoffes dans un pays couvert de fabriques de toiles et de manufactures de draps et d'indiennes.

Toutes ces circonstances, jointes à l'action du soleil, qui, dans la saison où nous sommes, verse

---

(1) En effet, l'élégante frivolité des Parisiens, qui trop souvent donnent tout au factice, tout à la superficie, rien au fond, ne se trouvera pas dans l'arrondissement de Bernay ; mais on y trouvera partout, jusque dans les rues, ce bon sens qui sait lier le présent avec le passé et l'avenir, cet esprit de solidité pour les intérêts, et surtout cette qualité précieuse, la prévoyance, qui avertit de s'approvisionner, pour ne pas être pris au dépourvu.

des torrens de chaleur et de lumière qui portent partout la stimulation et la vivification, permettent de croire que le choléra sera moins répandu, moins intense, moins souvent mortel dans notre pays, si toutefois il y éclate, que dans tous les autres. En effet, si nous remontons à des tems plus reculés, nous voyons que, dans toutes les épidémies qui ont régné généralement en Europe, toujours les atteintes que notre pays en a reçues ont été légères. Témoin la maladie connue sous le nom d'*influenza* ou de *grippe*, qui, en 1775, parcourut toute l'Europe, dévasta la Russie, la Pologne, la Prusse et l'Allemagne, sévit sur quelques villes en France, et traversa notre contrée, en l'effleurant seulement, tandis que ses ravages furent incalculables en Italie, où elle se termina. Mais, sans remonter si haut, rappelons-nous que, l'an dernier, il y eut dans toute la France, et notamment à Paris, où quarante mille personnes en furent atteintes, une épidémie de cholérine qui se fit à peine sentir dans notre pays.

De tous les documens et de toutes les observations que nous possédons sur le choléra, il résulte plusieurs faits frappans :

1°. C'est que le choléra, étudié sous le rapport des modes de contagion, qui sont : 1°. le contact, l'application, le frottement ; 2°. l'inoculation ou l'insertion ; 3°. l'atmosphère, a été reconnu, d'un concert unanime, non contagieux, non transmissible d'individu à individu, soit par le contact immédiat, soit

par le contact médiat , c'est-à-dire au moyen des vêtemens, des linges de corps et de lit, des marchan-
dises, etc. , soit par la dégustation même, par l'ingestion, soit par l'inoculation ; plus de trois mille
témoins oculaires, pour la plupart médecins , ont
prouvé jusqu'à l'évidence que cette maladie n'est
point contagieuse par les deux premiers modes. Mais
son principe se transmet-il par l'intermédiaire de
l'air ? Ce fluide en est-il altéré? ou n'en est-il que le
véhicule? De quelle nature est-il ? Est-il saisissable?
D'où vient-il ? D'en haut, de dessous, de dessus? Se
trouve-t-il dans chaque localité par une suite de combinaisons chimiques? Devient-il alors infectieux ?
N'a-t-il pas un tems d'incubation lente, inapercevable chez tous, qui s'éteint sur les uns, et qui est
susceptible de recevoir, chez les autres, l'impression des causes occasionnelles? Le brouillard général
qui a régné, presque journellement, dans nos con-
trées, depuis le mois d'octobre dernier, est-il étran-
ger à l'épidémie qui nous menace? Il y a dans tout cela
bien des inconnus : je ne me flatte pas de les dégager.

2°. C'est que les individus dont la constitution a été
détériorée par un mauvais régime, par les fatigues,
les privations, la misère, les passions tristes, les
excès, les maladies du canal digestif, toutes les causes,
enfin, qui sont capables de lui porter dommage, sont
plus spécialement et plus gravement attaqués par le
choléra, que ceux dont la constitution se présente
dans des conditions contraires.

3°. C'est que, lorsque le choléra règne dans un pays, toutes les causes qui peuvent troubler la santé ont bien plus de prise sur elle qu'ailleurs et dans les tems ordinaires, et provoquent la maladie régnante presque exclusivement à toute autre.

4°. C'est l'insensibilité acquise contre cette maladie par les individus soumis depuis long-tems à d'autres influences; tels sont : les corroyeurs, les tanneurs, les chandeliers, les boyaudiers, et généralement tous ceux qui respirent un air chargé de certaines émanations ; c'est ainsi que le docteur Jules Guérin, cet homme de science, nous apprend que, de tems immémorial, la ville d'Idria, située dans l'Illyrie, a été préservée des grandes épidémies qui ont régné sur les points environnans; que, naguère encore, tandis qu'à quelques lieues à la ronde, le choléra exerçait ses ravages, cette ville fut préservée du fléau ; que quelques personnes, cherchant à se rendre compte de l'immunité dont jouissait la ville d'Idria, ont cru en trouver la cause dans l'existence d'une mine très-abondante de mercure, qui fait la principale richesse de cette ville ; que, dans les listes des personnes atteintes du choléra, à Paris, depuis le commencement de l'épidémie, aucun des malades déclarés n'appartenait aux établissemens où l'on fabrique des produits mercuriels, ni à ceux où on les met abondamment en usage, comme à l'étamage des glaces; que le docteur Ricord, chirurgien de l'hôpital des vénériens, a déclaré qu'aucun cas de choléra ne s'était manisfesté jusqu'ici (20 avril) chez les malades soumis au traitement mercuriel. De ce fait, nous en tirerons la conséquence, que, comme la peau, dans la première période du choléra, est inerte et glacée, et doit difficilement absorber les moindres substances, les frictions mercurielles devraient être plus utiles comme préservatrices que comme curatives.

Barthez nous apprend aussi que, pendant la peste qui, sous Charles II, dépeuplait la ville de Londres, les tombeaux ayant été ouverts, les vapeurs qui s'en exhalèrent firent cesser les effets destructeurs de la maladie pestilentielle, probablement en décidant une disposition à une maladie d'une nature opposée à celle de la peste.

5°. C'est que le choléra a un caractère commun avec toutes les maladies nées d'un principe morbifique introduit du dehors dans nos organes, et peut-être, dans certains cas, créées par eux; principe morbifique dont l'excrétion, la sortie sont nécessaires, comme dans la petite-vérole, la vaccine, la rougeole, la peste, la fièvre jaune, la syphilis, etc. Ce caractère est l'affection morbide de nos membranes excrétoires, ou autrement, la peau et les membranes muqueuses. Aussi, pensons-nous que la médication dans laquelle entre l'ipécacuanha comme vomitif, n'est pas à dédaigner; c'est celle que nous avons employée, toujours avec succès, dans les cas de choléra sporadique que nous avons eu à traiter.

6°. C'est que la durée de l'épidémie, dans chaque

endroit où le choléra trouve un aliment à sa fureur, paraît être limitée à six semaines ou deux mois ; elle naît, s'accroît, s'éteint comme si elle avait une sorte de période vitale non moins que les plantes.

7°. C'est que le choléra, comme les maladies épidémiques, est plus ou moins précédé par des maladies d'une nature analogue à son caractère ; c'est ce qui a été observé dans tous les pays qu'il a parcourus, et c'est ce qu'on a remarqué dans toute la France depuis un an.

8°. C'est que les maladies contagieuses ne respectent aucun tempérament, aucune idiosyncrasie, tandis que le choléra, comme toutes les maladies épidémiques, se jette de préférence sur les constitutions analogues à sa nature.

9°. C'est que le choléra, comme les maladies contagieuses, n'attaque pas ordinairement deux fois le même individu.

10°. C'est que le choléra asiatique ne règne pas en même tems qu'une autre épidémie (1).

Symptômes du choléra-morbus en France.

Nous empruntons tout ce qui est relatif à ce sujet à MM. Brierre de Boismont et Jules Guérin.

_____

(1) Depuis sept mois une épidémie de petite vérole a lieu dans notre arrondissement ; elle y règne encore ; nous n'avons vu encore aucun cas de choléra (6 mai).

Dans nos observations sur toutes les circonstances qui peuvent se rattacher au choléra asiatique, nous n'oublierons pas celle-là.

L'attaque du choléra est souvent rapide et violente, mais, dans un très-grand nombre de cas, elle
s'annonce par des symptômes précurseurs dont la
connaissance est d'une importance extrême, puisqu'à
cette époque, les secours de la médecine parviennent
à sauver un grand nombre de malades.

Ces signes sont : un sentiment de gêne, de malaise, une sensibilité exagérée, une douleur plus ou
moins vive autour de l'ombilic, et souvent une diarrhée simple, quelquefois blanchâtre, avec ou sans
nausées ; il n'est pas rare d'observer une sorte de
tremblement, de la faiblesse, des tintemens d'oreilles,
des vertiges, des éblouissemens, de la pesanteur
et même de la douleur dans la tête ; le pouls est
accéléré et faible, la peau humide et plus froide que
de coutume. Ces symptômes, ou seulement quelques
uns d'entr'eux, peuvent durer plusieurs heures et
même plusieurs jours.

Après ces accidens précurseurs, souvent quelques heures après un repas, et plus fréquemment
encore la nuit, le malade est pris d'un sentiment
d'oppression très-énergique, de cardialgie, de nausées fréquentes, d'un dévoiement presque continuel
et colliquatif, et enfin de vomissemens abondans.
Les crampes s'observent fréquemment trois ou quatre
heures avant le début de la maladie : elles affectent
le plus ordinairement les membres supérieurs et
inférieurs. Les matières des déjections alvines s'offrent
sous deux aspects différens : les unes consistent en

un liquide transparent, avec une légère teinte opa-
line, au fond duquel on aperçoit des grumeaux absolument semblables, pour la couleur et la forme, à
du riz qui a crevé dans l'eau; la seconde espèce est
un liquide plus épais, lié, assez semblable à une
purée, le plus souvent blanc, quelquefois teint en
jaune par un peu de bile, ou en rose par une petite
quantité de sang. L'odeur de ces liquides est généralement fade et un peu acescente. De tous les
symptômes du choléra, il n'en est pas de plus inva-
riable que la chute subite du pouls : la circulation,
qui, dès le commencement, avait été très-faible, se
ralentit, cesse d'abord de se faire dans les extrémités,
qui deviennent d'un bleu violet, puis dans le tronc,
où l'on entend avec peine, l'oreille appuyée sur la
poitrine du malade, les battemens du cœur faibles et
peu distincts. L'altération de la face n'est pas moins
remarquable; elle a un caractère tout-à-fait spécial;
elle exprime une souffrance profonde, un abattement
complet, un état de stupéfaction ; le regard est
morne. Tous les traits offrent un caractère tout-à-fait
difficile à décrire, mais propre au choléra, et que
l'on ne peut méconnaître quand une fois on a vu un
sujet attaqué de cette maladie. Les yeux sont d'abord
cernés d'une large bande d'une couleur qui se rap-
proche de celle du bronze, et offrent toujours un
degré d'enfoncement très-remarquable, même chez
les sujets doués d'un embonpoint considérable; ils
sont ternes, et la sclérotique présente une injection

portée souvent jusqu'à de larges ecchymoses ; enfin, la face prend l'aspect hippocratique et se colore en violet, en bleu plus ou moins foncé. Cette coloration a également lieu aux bras, aux mains et aux jambes.

Un phénomène non moins constant est la sensation du froid ; le malade commence à se refroidir d'abord par le nez, les joues et les extrémités ; le froid gagne ensuite le tronc ; si vous touchez les extrémités du patient, vous les trouvez comme glacées ; la langue elle-même est sensiblement froide ; l'air expiré présente quelquefois les mêmes conditions. Cette sensation, qui frappe les assistans, est presque toujours méconnue par le malade, qui se plaint, au contraire, d'une chaleur extrême : il ressent une forte chaleur à l'épigastre ; quelquefois cette sensation est comparable à une brûlure ; il demande continuellement à boire, et désire surtout les boissons froides. L'excrétion de l'urine est nulle ; la voix subit un changement singulier : elle devient faible, rauque, à peine peut-on l'entendre.

Au milieu de ces grands désordres, la raison se conserve intacte ; le patient répond juste aux questions qu'on lui adresse, et ce n'est que vers la fin de la maladie qu'il paraît plongé dans une espèce de coma. Dans ces derniers momens, le corps se couvre souvent d'une sueur froide et visqueuse.

Tels sont les symptômes que les malades de Paris ont offerts dans les sept premiers jours de l'invasion du choléra, et qui établissaient deux périodes :

1°. celle de l'incubation , plus ou moins longue , plus ou moins manifeste dans le plus grand nombre de cas, presque inapercevable chez quelques sujets, et le plus souvent susceptible de guérison ; 2°. celle du collapsus, du froid, de l'anéantissement, dans laquelle le nombre et la gravité des symptômes, la rapidité de leurs progrès faisaient échouer les moyens les mieux combinés. Un si petit nombre de malades, traités à cette seconde période, est parvenu à la troisième, qu'il a été impossible de l'étudier.

Depuis cette époque, l'aspect de la maladie, sa marche et son intensité ont subi une notable et heureuse transformation. Ce n'est plus aujourd'hui le choléra qui porte du premier coup une atteinte irrémissible , qui paralyse l'innervation (l'action des nerfs), enraye le mouvement circulatoire et jette en quelques heures les malades dans un anéantissement mortel ; il a dépouillé la plupart des symptômes effrayans des premiers tems de sa durée; il s'est adouci ; il laisse au médecin le tems de se reconnaître et de calculer ses moyens curatifs; aussi, tous les médecins sont d'accord aujourd'hui sur l'indication à remplir dans la période de prolapsus.

La troisième période n'offre pas la même uniformité dans sa forme chez tous les malades; chez quelques sujets, au froid caractéristique de la seconde période succède quelquefois une réaction forte ; le pouls est plein, très-développé ; la peau est chaude et semble tendre à la moiteur; c'est la période de

chaleur d'un accès de fièvre intermittente bien caractérisée ; une saignée est pratiquée ; quelques boissons
émollientes et légèrement diaphorétiques sont admi-
nistrées ; une transpiration abondante et qui dure de
douze à trente-six heures s'établit, et le malade, au
bout de quatre à cinq jours, est complètement réta-
bli ; mais ces cas sont rares, et le plus souvent la
réaction ne s'établit pas d'abord d'une manière franche
et décisive ; ce n'est qu'après plusieurs retours suc-
cessifs de froid et de chaleur que celle-ci persiste,
mais à un faible degré ; le pouls prend peu de développement ; la peau est sèche et médiocrement
chaude ; puis apparaissent quelques symptômes locaux, le plus souvent du côté de la tête, et un état
général de prostration ou même de stupeur, qui
cependant est rarement porté au point où on l'observe dans les fièvres typhoïdes très-graves et de
longue durée. Le malade conserve son intelligence,
et on peut se mettre en rapport avec lui; la langue,
légèrement rouge, n'atteint pas ordinairement le
degré de sécheresse et de racornissement qu'elle
offre dans les fièvres déjà indiquées. Les symptômes
adynamiques, enfin, n'arrivent pas au degré d'intensité que l'on aurait attendu de la réaction qui
devait suivre le prolapsus si prononcé de la première
période; on dirait que les forces de l'organisme,
usées par cette période, ne suffiraient plus pour une
lutte énergique dans la seconde. Chez ces sujets, le
pouls est médiocrement fréquent et peu développé;

chez quelques autres, les symptômes locaux sont
plus prononcés ; il y a du délire ou un état comateux
qui va continuellement en augmentant jusqu'à la
mort, s'il n'est combattu à tems. Enfin, les formes
de cette période variant considérablement, on croi-
rait voir des maladies différentes succéder à une affection toujours la même ; aussi l'a-t-on, pendant quelques jours, désignée par les noms d'état *typhoïde*, de
fièvre cérébrale, de *céphalite*, etc.

Dans le premier septenaire, il est douteux qu'un
seul cas de choléra bleu asiatique soit parvenu à guérison ; mais dans le second, cette maladie s'est dé-
pouillée des symptômes effrayans qu'elle avait offerts
primitivement, et s'est présentée sous des formes plus
douces et sous des nuances plus variées ; dès-lors,
plusieurs médecins ont cru pouvoir diviser le choléra en deux espèces, en léger et en grave. Déjà les
médecins polonais l'avaient divisé en léger, grave, et
excessivement grave (1°. *mitis,* 2°. *gravis,* 3°. *gra-
vissima vel lethalis*). Sous la première forme, ils en
obtenaient le plus souvent la guérison.

Enfin, depuis le troisième septenaire, chaque jour
amène une diminution dans le nombre des sujets qu'atteint le choléra, dont l'intensité diminue aussi ; les
malades succombent beaucoup moins souvent dans
la période du froid, qui est à la fois moins intense et
moins prolongée, et cède plus facilement aux moyens
qu'on lui oppose ou aux simples efforts de la nature.
Les premiers jours de l'invasion du choléra, l'un des

caractères les plus frappans était la difficulté avec laquelle s'établissait la réaction après un froid qui avait duré douze, vingt-quatre, trente-six, quarante-huit heures et même plus; depuis le troisième septenaire, on voit souvent, après une durée de quatre, huit et douze heures au plus, s'établir promptement, et souvent par les seuls efforts de la nature ou à l'aide de simples boissons chaudes et légèrement diaphorétiques, une transpiration plus ou moins abondante, qui persiste pendant un jour, et quelquefois même pendant quarante-huit heures, et à la suite de laquelle toutes les fonctions reprennent graduellement leur marche ordinaire, et le malade recouvre rapidement la santé et les forces. Depuis la fin de ce troisième septenaire, cet état, que l'on avait caractérisé par le nom d'*état typhoïde*, et qui d'abord était si incertain, si vague, si différent, suivant les sujets chez quelques uns desquels il avait été pris pour du narcotisme, mais qui ensuite avait pris une forme plus tranchée, affectant tantôt les symptômes adynamiques, d'autres fois les accidens toxiques, et pouvait être confondu avec la fièvre typhoïde et presque toutes les espèces de fièvres essentielles, avec la congestion, l'irritation et même l'inflammation cérébrale; cet état nous paraît plus rare, et les malades semblent entrer dans une convalescence et plus prompte et moins douteuse.

Cette modification de la maladie s'est présentée un grand nombre de fois depuis deux ou trois jours seulement (20 avril), et vu la facilité avec laquelle la maladie peut être amenée à une heureuse terminaison, elle semble former le passage de la forme si grave du premier jour à la simple cholérine, qui se termine toujours heureusement quand des imprudences et des accidens fâcheux ne viennent pas la compliquer.

Aperçu des lésions anatomiques observées chez les sujets morts pendant la période du collapsus ou au commencement de celle de réaction.

La surface du corps a paru plus chaude ou moins froide chez plusieurs sujets, dix ou douze heures après la mort, que dans leurs derniers instans, et ce qui pourrait peut-être servir à expliquer ce phénomène singulier, la coloration violette de la peau, les ecchymoses des membres ont le plus souvent presque complètement disparu. À cette époque, la figure est moins violette, moins vultueuse, mais le facies conserve un caractère particulier qui ne peut être confondu avec celui des sujets morts de maladies différentes; les membres se conservent très long-tems dans un état de raideur extrêmement prononcée; partout les organes nous présentent une fermeté semblable à celle que l'on éprouve quand on touche les cadavres des enfans morts avec induration du tissu cellulaire.

En général, le système veineux superficiel et profond est gorgé de sang noir, fluide ou en caillot.

offrant peu de cohésion et souvent diffluent; le système artériel est vide; quelquefois l'artère aorte
contient un peu de sang qui ne diffère nullement,
par son caractère physique, de celui que renferment
les veines; le cœur ferme, rouge comme tout le
tissu musculaire, contient, à gauche, un peu de
sang, et, à droite, une grande quantité. Dans tous les
organes internes, on trouve une congestion veineuse
considérable, excepté dans les poumons, qui, ordinairement, sont très-légers et n'offrent que rarement
l'engouement de l'agonie à leur partie postérieure;
le cerveau offre souvent un peu d'œdème, des mé-
ninges et un certain degré de congestion, moins fort
cependant que dans les organes abdominaux; dans
l'estomac et les intestins, elle est très-prononcée; à
la fin de l'iléum, les follicules isolés offrent le plus
souvent, et les follicules agglomérés (ou glandes de
Peyer) plus rarement, un développement plus considérable que dans l'état naturel, mais qui, à cette
période au moins, n'approche nullement de ce que
l'on observe dans la fièvre typhoïde du sixième au
dixième jour; quelques ganglions mésentériques sont
rouges et volumineux; la rate est petite et souvent
presqu'exsanguë; dans le foie, c'est la couleur rouge
qui prédomine; les reins sont congestionnés; la vessie
est fortement rétractée; souvent sa cavité contien-
drait difficilement une petite noix; on y trouve quelques gouttes d'urine, et quelquefois d'un liquide
comme purulent; les matières contenues dans l'esto-

mac, les intestins, ressemblent absolument à celles
vomies et évacuées; tout le système nerveux, le grand
lymphatique, la huitième paire, le nerf diaphragma-
tique et les ganglions semi-lunaires, n'offrent aucune
altération appréciable (1).

Traitement.

Le traitement du choléra-morbus doit être nécessairement divisé en deux parties. Dans la première,
il sera question des règles hygiéniques que doivent
suivre les personnes de toutes les classes pour se
préserver de l'épidémie, si toutefois elle parvient
jusqu'à nous, et des moyens prophylactiques que
doit employer l'autorité pour diminuer les dangers
du fléau dévastateur qui nous menace.

Dans la seconde, il sera question des premiers
secours à donner avant l'arrivée du médecin. Nous
y ajouterons quelques réflexions sur les moyens
curatifs.

Ces règles se rattachent, 1°. à l'atmosphère, au
climat, à l'habitation, etc., *circumfusa;* 2°. aux vêtemens, *applicata;* 3°. aux alimens et aux boissons,
ingesta; 4°. au mouvement et au repos, au sommeil

---

(1) Depuis, on a découvert que les dents et tous les os des sujets morts
du choléra, sont plus ou moins colorés en rouge. M. Bégin a mis sous
les yeux de l'Académie des fragmens de radius, de cubitus, des portions
d'os du crâne, offrant dans leur tissu une injonction vasculaire, comme
si les sujets avaient succombé à une inflammation vive de ces os.

et à la veille, *gesta*; 5°. aux sécrétions et excrétions, *excreta*; 6°. aux affections de l'ame, *percepta*.

1°. L'air, pour être salubre, ne doit être ni trop pesant, ni trop léger; le mercure du baromètre doit être à vingt-huit pouces; au-dessus, l'air devient plus ou moins excitant; au-dessous il ne contient pas assez nos liquides; nous éprouvons une gêne que nous exprimons en disant que nous sommes lourds; mais si nous le sommes, c'est parce que l'air ne l'est pas assez; la température moyenne ou modé- . rée de l'air est de quatorze degrés, thermomètre de Réaumur.

Il faut à un homme sain ou malade une toise carrée d'air pur et facile à renouveler; l'air pur et en quantité suffisante est continuellement nécessaire; rien ne peut le remplacer.

Il est composé de vingt-une parties de gaz oxigène et de soixante-dix-neuf de gaz azote; la petite quantité de gaz acide carbonique qu'il contient ne fait pas partie de ses principes constituans; il est pesant, compressible, élastique, permanent, sans odeur ni saveur.

L'époque la plus chaude du jour est celle de deux heures; celle où l'air est le plus froid est au lever du soleil. L'air du matin, après la rosée, est ordinairement le plus pur; celui du soir et de la nuit est le plus insalubre.

Comme l'air a une grande influence sur le développement du choléra, il faut éviter les appartemens.

très-clos dans lesquels il y a beaucoup de monde,
des fleurs, des fruits et des odeurs ; où l'on fait beaucoup de feu, surtout avec du bois vert, où l'on brûle
du charbon de bois ; tous les lieux plus ou moins
fermés, quelque spacieux qu'ils soient, où se trouvent
un nombre disproportionné de personnes, et où
brûle une grande quantité de chandelles ; éviter les
alcoves, les lits avec rideaux, et les logemens voisins
des eaux stagnantes, des étables à porcs, des pou-
laillers, des mégisseries, des égouts, des cloaques,
des immondices, des creux, des tas de fumier, et des
cimetières ; il faut éviter aussi d'habiter les rez-de-
chaussée, surtout ceux des rues étroites, ou qui sont
plus bas que le sol.

Nous engageons à faire vernir les maisons qui sont
en bois, à faire cirer les parquets ou les pavés, à ne
point garder le linge sale dans les armoires, etc. ;

A tenir ouvertes, quelques heures, les portes et
les croisées des différentes pièces d'une maison, de
manière à y établir des courans d'air qu'on aura soin
d'éviter ; à nettoyer souvent les vîtres ;

A faire du feu dans les âtres avec un bois bien
sec, qui puisse brûler rapidement, et être tout à la
fois un ventilateur et un destructeur des émanations
délétères ;

A faire agiter, dans la même vue, les vantaux des
portes, ou à déplacer l'air avec des vans ;

A placer les latrines dans les endroits les plus
éloignés des appartemens habités, ou à diriger, par

un tuyau d'évent dans les couches supérieures de l'air, les émanations qui tendent à s'en échapper ; à employer surtout le procédé de M. d'Arcet, qui consiste à faire parvenir le tuyau dans une cheminée qui établit un appel ; à tenir d'ailleurs bouchées les ouvertures de ces fosses, les laver tous les jours avec de l'eau chlorurée ;

A ne pas jeter les matières fécales ni dans les cours, ni dans les endroits d'où l'on pourrait sentir leur mauvaise odeur ; on sait qu'une odeur putride soulève l'estomac ; on mettra ces matières dans des fosses faites en terre, et on les couvrira d'une terre fraîchement remuée ;

A ne pas laisser séjourner les eaux ménagères, etc., entre les pavés ; on aura soin de les faire écouler rapidement à la faveur d'un lavage à grande eau ;

A ne point élever d'animaux domestiques, comme porcs, lapins, etc., dans les lieux resserrés ;

A ne point remuer le sol qui contient quelques matières en putréfaction, sans se servir d'eau chlorurée ;

A favoriser la circulation, le renouvellement de l'air dans les maisons et leurs différentes pièces ; les contr'ouvertures deviennent indispensables dans celles qui n'ont d'ouverture que d'un côté.

Les constitutions nerveuses, les idiosyncrasies sèches se méfieront d'un air chaud et sec, tandis que les constitutions lymphatiques, les scrophuleux en profiteront ; les moyens de tempérer l'influence de cet air sont les bains, une nourriture douce, les vêtemens légers, les boissons rafraîchissantes, l'interception des rayons du soleil.

L'air chaud, humide, expansif est le plus propre de tous à favoriser le développement du choléra, en jetant tous les organes dans une langueur excessive, en frappant de stupeur le système nerveux, en déterminant une pléthore artificielle, à raison de la grande quantité d'eau qu'il contient, etc. Les constitutions sèches et irritables se trouveront bien de cet air; mais les lymphatiques, à qui il est contraire, chercheront à en modifier l'influence par l'usage des toniques.

L'air froid et sec surchargeant pour ainsi dire l'économie animale, de sang, de calorique et de vie, est contraire aux tempéramens sanguins; ceux-ci s'attacheront à ne commettre aucun excès et à faire usage d'un régime alimentaire très-délayant; qu'ils sachent qu'ils ont une grande puissance de réaction contre le choléra, qu'ils ont une barrière bien forte contre cette maladie; mais que cette barrière une fois franchie, le mal devient terrible.

L'air froid et humide rend la peau extrêmement impressionnable, et favorise, par son intermédiaire et ses relations intimes avec les organes intérieurs, le développement du choléra chez les personnes dont les voies gastriques sont irritables ou malades; les complexions bilieuses ardentes sont les seules qui se trouvent bien de cet air. On en diminuera l'influence par le secours de vêtemens de laine sur la peau, d'une alimentation tonique sans être excitante, d'une chaleur modérée dans les appartemens, etc.

Il faut surtout se méfier des vicissitudes atmosphériques naturelles et surtout artificielles ; de celles du chaud au froid, *et vice versà ;* elles sont d'autant plus dangereuses que le passage est subit et marqué par un grand nombre de degrés ; le passage du chaud au froid est beaucoup plus dangereux que l'autre. Les auteurs qui ont écrit sur l'épidémie actuelle fourmillent d'exemples de choléra survenu par l'influence du refroidissement ; dans les tems ordinaires, le refoulement seul du sang à l'intérieur est souvent une cause d'inflammation ; en tems d'épidémie, il provoque la maladie régnante presqu'exclusivement à toute autre.

L'état électrique de l'air favorise aussi le développement du choléra ; c'est à cet état que le docteur Londe rapporte celui de la Pologne ; on en préviendra les effets par le courage, par la sécurité que donnent les paratonnerres, par le séjour dans un appartement frais et clos, etc.

On évitera de sortir pendant une pluie d'orage, surtout après une sécheresse de longue durée, afin d'éviter les miasmes qui sont alors très-diffus.

Quant aux effets de l'influence des corps célestes, il n'est guère en notre pouvoir de nous soustraire à leur action que par les moyens généraux qui détruisent la susceptibilité nerveuse, comme le sommeil, les bains, l'exercice, la privation des stimulans, etc.

Il faut prendre toutes les précautions possibles pour ne pas se refroidir quand on a chaud ou qu'on est en sueur; si l'on a quitté ses vêtemens à cause de la chaleur ou de toute autre circonstance, on les reprendra avant le refroidissement.

On ne s'exposera point nu en chemise au grand air; on ne marchera pas jambes et pieds nus sur le pavé ou sur la terre. En sortant du lit il faut se vêtir promptement.

On doit éviter de se coucher à l'ombre, sous les arbres, sur l'herbe ou sur un terrain humide.

On évitera de sortir le soir, surtout pendant la nuit, lors des brouillards épais, et le matin à la rosée; on s'abstiendra de passer une partie des nuits dans les promenades, les cafés, les cabarets, etc., surtout lorsqu'elles sont froides et humides, et qu'il y a, dans le voisinage, des eaux ou des endroits humides, malsains ou infectés.

Si l'on est obligé de sortir, on respirera de tems en tems du chlorure pur contenu dans un flacon, ou bien on se mettra sur la bouche et sous le nez, aussi de tems en tems, un linge imbibé d'eau chlorurée; ce moyen serait indispensable, si l'on était obligé de visiter quelques malades; on pourra d'ailleurs se rincer la bouche et le nez avec un mélange d'eau et de vinaigre, de l'eau aluminée, de l'eau chlorurée surtout; faire des frictions huileuses sur le visage, sur les mains, à charge, en rentrant, de se laver avec de l'eau et du savon; enfin,

3

en sortant comme en rentrant, on aura soin de
s'asperger ou de se faire asperger avec de l'eau
chlorurée ; les personnes faibles pourront se servir
du vinaigre des Quatre-Voleurs, de l'eau de Mélisse,
non pas comme désinfectant, mais dans la vue d'ex-
citer l'organisme, et de le mettre dans le cas,
jusqu'à un certain point, de s'opposer à l'absorption
des miasmes.

Le refroidissement de l'air, pendant la nuit, com-
mande qu'on se tienne chaudement dans son lit, et
qu'on ne laisse pas les croisées ouvertes, surtout si
l'on est dans une localité humide ou dans un voisinage infecté ou suspect ; qu'on se garde bien d'avoir,
dans la chambre où l'on couche, des substances à
odeur forte, telles que camphre, baume, résine,
plantes aromatiques ; qu'on se garde bien aussi de
faire des fumigations avec ces substances et autres
analogues, qui ne sont propres qu'à hâter le développement du choléra ou à produire des attaques
d'apoplexie ; des fièvres cérébrales, des maux de
gorge, de poitrine, des palpitations ; si la sérénité
de l'air et autres circonstances le permettent, on
fera toujours bien de renouveler l'air de la chambre
à coucher, même pendant la nuit, en prenant les
précautions convenables.

Nous pensons que les habitations à l'abri des
vents d'est doivent être choisies de préférence.

On habitera, autant que possible, les étages supérieurs toujours à l'abri de ces vents ; on y placera.

les lits; on évitera les alcoves et les rideaux, Il est
avantageux qu'il n'y ait qu'un lit dans une chambre ;
les miasmes qui se dégagent par la respiration sont
évalués à environ 150 litres d'acide carbonique par
jour. Si plusieurs personnes sont réunies dans la
même chambre, la proportion devient considérable
et d'autant plus dangereuse , que la *sphère d'activité
des émanations ou miasmes est à peu près de deux
pieds autour du lit.*

Si l'on sue considérablement sous l'influence de
la chaleur ou de toute autre circonstance , il faut
craindre la débilitation, et, en conséquence , ne pas
prendre du linge lessivé toutes les fois qu'on en
changera, attendu qu'il a la propriété de provoquer
les sueurs; il n'y a pas du tout d'inconvénient à
reprendre celui qu'on a quitté, pourvu qu'il soit
propre et sec.

2°. *La propreté,* dit le chancelier Bacon, est à
l'égard du corps ce qu'est la décence dans les mœurs.
Franklin n'hésite pas à la placer au nombre des
vertus, et elle mérite ce titre, puisqu'elle contribue
à notre conservation ; c'est en effet la sauvegarde de
la santé, et on ne saurait lui accorder trop d'attention; ses applications sont infiniment multipliées,
car elles s'étendent à tous les objets qui servent à
nos besoins, et de plus à notre propre corps. Si l'on
doit observer les lois de la propreté relativement aux
alimens, aux boissons, aux meubles, etc., elles
doivent être encore plus rigoureusement suivies

lorsqu'il s'agit des habits, du linge, des draps et des autres objets qui se trouvent habituellement en contact avec la peau, et dont la malpropreté doit être considérée comme un véritable foyer d'infection.

Les bains tièdes devront être d'un usage assez fréquent, ils favorisent la transpiration, calment l'ardeur des sens et l'activité du cerveau, surtout chez les sujets à tempérament nerveux, et ils débarrassent la peau des corpuscules qui s'y déposent constamment; les bains chlorurés seront surtout très-utiles; immédiatement après, on ne négligera pas les frictions, soit avec une flanelle, soit avec du linge chaud; on se lavera souvent les pieds à l'eau chaude; on les mettra, par les chaussures, à l'abri du froid et de l'humidité; les claques, les socques, les sabots rempliront parfaitement ce but.

Dans notre climat variable, où, au milieu de l'été on observe des jours et des nuits très-froids, et en tout tems d'innombrables vicissitudes dans la température, on apportera le plus grand soin à préserver toutes les parties du corps du refroidissement; on conservera le plus longtems possible les habits chauds, car échanger des vêtemens chauds pour des légers, c'est passer d'une température chaude à une froide, *et vice versâ*. On portera un gilet, une ceinture, des caleçons et des chaussons de flanelle; en été, les vêtemens de tissus serrés, de soie, de coton, de toile de lin lustrée ou non, de taffetas.

simple ou vernissé, ou de toute autre matière analogue, seront préférés, autant que possible, à ceux
de laine, auxquels s'attachent beaucoup plus facilement les miasmes; en hiver, on pourra recouvrir les
vêtemens de laine d'un surtout de soie, de fil, etc.

Il faut bien se garder de laisser sécher sur son
corps les habits mouillés par la pluie ou autrement;
car les miasmes qu'ils pourraient avoir recueillis,
seraient facilement absorbés par la peau; en cas de
choléra, qu'ils soient mouillés ou non, il faudra s'en
débarrasser chaque fois que l'on rentrera chez soi,
et les étendre dans un lieu où l'on aura placé un
vase rempli de liqueur chlorurée.

Nous recommandons les frictions sèches à tout le
monde, mais surtout aux tempéramens lymphatiques ou aux nerveux; elles produisent une répartition convenable de la chaleur et de la sensibilité; on
les fera matin et soir, sur le corps et les membres
supérieurs, pendant dix minutes, un quart d'heure,
avec une brosse douce, ou avec une étoffe de laine.

3°. *Les alimens et les boissons, ingesta.* Les bornes
de cet opuscule ne permettent pas de nous occuper
de la nature, des effets, de la composition, de la pré-
paration, de la digestibilité des propriétés nutri-
tives et plus ou moins stimulantes des diverses classes
d'alimens, et de l'emploi qui doit en être fait suivant
les constitutions, le sexe, les âges, les saisons, les
lieux, les professions, et même suivant le degré d'irritabilité de certaines parties de l'organisme; il suffira

de dire qu'ils peuvent être rangés dans huit classes :

La première comprend ceux dont le principe dominant est la fibrine et l'osmazone ; ils sont excitans et très-nourrissans : animaux adultes.

La deuxième, ceux dans lesquels prédomine la gélatine ; ils sont doux, tempérans : animaux jeunes.

La troisième, ceux dont le principe dominant est l'albumine ; ils sont très-nourrissans, sans être excitans : les œufs, le foie, etc.

La quatrième, ceux dans lesquels la fibrine, la gélatine et l'albumine sont dans des qualités égales : les poissons, s'ils sont nourrissans sans être excitans.

La cinquième, ceux dont la base est la fécule amilacée : les pommes de terre, les racines d'orchis, la farine de froment, etc., les pois, les fêves, les lentilles, etc. ; ils sont très-réparateurs, sans être excitans.

La sixième renferme les alimens mucilagineux, gommeux : carottes, navets, asperges, épinards, etc.; seuls, ils sont peu nutritifs, mais associés aux farineux, ils sont nourrissans, calmans, tempérans.

La septième comprend ceux dont la base est la fécule et l'huile : les amandes douces, le cacao. L'huile rend ces alimens, en général, lourds ; il est bien essentiel qu'ils soient récens, frais, etc.

Enfin la huitième se rapporte au lait et à ses préparations. Cet aliment est d'autant plus nutritif, qu'il est moins séreux. En général, il faut faire usage d'une nourriture saine et de facile digestion, et éviter les alimens qui fatiguent et affaiblissent l'estomac, et qui se digèrent mal. On ne peut guère désigner le genre de nourriture; c'est à l'habitude et à l'expérience à indiquer à chaque personne les alimens dont elle peut tirer sa nourriture avec le plus d'avantages, ou dont elle doit se méfier. Tous les médecins connaissent l'observation d'un chirurgien nommé Sotérichus, qui ne pouvait manger d'une espèce de poisson du Danube, appelé silure, sans être pris du choléra-morbus; et celle de cette femme qui, chaque fois qu'elle mangeait des œufs, éprouvait une diarrhée abondante.

On usera d'alimens simples, de bonne qualité, en quantité suffisante pour apaiser la faim, mais pas assez grande pour déterminer une pesanteur de l'estomac; il faudra varier la nourriture, et l'emprunter, de tems en tems, aux deux règnes; on mangera avec sobriété, non seulement des choses les plus légères, mais, à plus forte raison, de celles qu'on a reconnues être d'une digestion difficile, et qui développent dans l'estomac et les intestins une fermentation nuisible, annoncée par des vents, des éructations, des coliques, la diarrhée. On sera en garde contre les œufs de brochet, de barbeau, ceux de la lotte, contre les huîtres, les moules, etc.; on rejettera les viandes avancées, les alimens gras, épicés, faciles à se corrompre ou délétères, déjà corrompus, tels que choux, choucroutes, concombres, salades, viandes fumées; viandes et poissons salés, fro-

mages, champignons, truffes, soupe aux choux, pain
mal cuit ; on rejettera les légumes crus ; on se méfiera
du melon, des prunes, du beurre, de la graisse et
des huiles rances. Nous signalerons les assaisonne-
mens comme contraires aux tempéramens sanguins,
aux complexions bilieuses, au jeune âge, aux adultes ; les effets trop excitans de ces substances ne
peuvent que favoriser le développement des gastrites,
du choléra, et hâter la fin de la vie ; car, en général,
les alimens les moins apprêtés sont ceux qui retar-
dent le plus la consumation de la vie. Les brames,
vivant de mets simples, deviennent presque tous cen-
tenaires, quoiqu'ils habitent un pays très-chaud ; les
habitans de la Suisse, se nourrissant de pain, de lait,
de fromage, vivent très-vieux, et n'en jouissent pas
moins de grandes forces. Cependant, il est un assai-
sonnement qui convient à tous les tempéramens,
aux deux sexes, à tous les âges, dans tous les climats, c'est le sucre, qui tempère le principe acide de
certains fruits, qui rend plus digestibles les alimens
féculens ; ceux qui sont fades et mucilagineux, tels
que les épinards, les petits pois, etc. Il facilite aussi
les digestions, pris simplement ou dans de l'eau, avec
de la fleur d'oranger ; d'ailleurs, après le repas, on
peut, si on en a l'habitude, prendre un verre de bon
vin de Bordeaux ou de Bourgogne, et une tasse de
café. Si la digestion est laborieuse, du thé.

Il ne faut point, lorsqu'on est exposé à respirer
un mauvais air, sortir de chez soi à jeun ; il faut

prendre quelque chose de chaud, soit une tasse de café, de thé, de chocolat, soit, enfin, une croûte de pain bis trempée dans du vin, et même dans de l'eau-de-vie, pour ceux qui en ont une longue habitude.

En général, il faut s'astreindre à une grande tempérance dans les alimens et les boissons. La bonne santé dépend de la sobriété ; il sera bon de. ne faire que deux repas, l'un dans la matinée, l'autre vers les quatre à cinq heures ; en se surchargeant peu l'estomac, le soir, on se procure une nuit meilleure. *Dumoulin,* médecin célèbre du dernier siècle, disait souvent qu'on n'était jamais venu l'éveiller pour un homme qui s'était couché sans souper ; en défendant de manger, surtout beaucoup le soir, il y a une raison puissante, c'est que le choléra attaque le plus souvent la nuit, de minuit à deux heures. Un usage modéré des fruits ne peut être que salutaire ; ils deviennent nuisibles, si l'on en mange avec excès : le choléra-morbus qui frappe souvent les personnes nouvellement arrivées aux Indes, reconnaît, pour une de ses causes, l'abus des fruits. Ne sommes-nous pas des étrangers, dans notre pays, par rapport au choléra ?

Les boissons sont divisées en quatre classes : 1°. en boissons non fermentées ou rafraîchissantes, comme l'eau et les boissons aqueuses ; 2°. en boissons fermentées simples, comme le vin, le cidre, etc. ; 3°. en boissons spiritueuses, comme l'eau-de-vie, le rhum, etc.; et 4°. en boissons non fermentées et aromatiques, comme le café, le thé, etc.

L'usage de telle ou telle espèce de boisson doit varier selon l'âge, les constitutions, les tempéramens, les idyosincrasies, la nature des alimens, les professions, l'habitude, et une foule de circonstances dont le développement ne peut avoir lieu dans cet opuscule.

Nous répéterons, à l'égard des boissons, ce que nous avons dit pour les alimens; c'est à l'expérience à régler la conduite de chacun. Ceux qui ont des habitudes réglées, un genre de vie modéré, ne doivent point changer leur manière d'être; n'importe quelle espèce de boisson on prenne, si on la prend dans des proportions convenables, il faut continuer; ce n'est pas lorsqu'on a besoin de ses forces pour lutter contre les influences du choléra qu'il faut en diminuer la dose, c'est contre l'intempérance, c'est contre les excès que nous nous élevons; c'est à ceux qui vivent sous l'empire de leur estomac que nous donnons le conseil de se surveiller. La sobriété est la sauvegarde de la santé, elle seule peut garantir du choléra. Si des personnes fortes et bien portantes peuvent s'affranchir, jusqu'à un certain point, des lois de l'hygiène, en ce qui concerne l'alimentation, il n'en est pas de même des personnes dont la constitution est primitivement délicate ou altérée par des maladies; qu'elles sachent que rien ne peut mieux les soustraire au choléra et autres affections, que la régularité du régime ; qu'elles sachent aussi que les moindres écarts peuvent amener chez elles cette terrible maladie.

On variera et on multipliera le moins possible ses alimens et ses boissons ; il faut éviter, dit Tissot, le mélange de différens alimens, et ne jamais se permettre plus de deux ou tout au plus trois plats à chaque repas; celui qui se borne à un seul fait encore mieux. L'ivrognerie, la débauche échappent bien difficilement au choléra. Faut-il s'étonner qu'il moissonne tant de gens du peuple de notre capitale, quand, dans les tems ordinaires, ces gens-là, faisant un abus, surtout à jeun, de l'eau-de-vie et de toutes sortes de liqueurs falsifiées, périssent presque tous de gastrites, d'altérations et de dégénérescences de toutes espèces de l'estomac, témoin l'ouverture de leurs cadavres à l'Hôtel-Dieu.

On doit éviter de boire froid, surtout de l'eau, quand on a bien chaud et tant qu'on transpire.

Le vin uni à une quantité suffisante d'eau sera, sans contredit, pour les personnes qui peuvent s'en procurer, la meilleure de toutes les boissons. Après le vin, nous placerons le petit cidre paré ; nous disons paré, parce que les médecins de Paris, qui ont défendu le cidre, défense qui a été mise dans les journaux, ont voulu parler du cidre doux qui se vend dans la capitale ; autrement, ce serait une absurdité pour nos pays. Cependant, cette boisson devient nuisible lorsqu'elle devient plate, acide dans les

tonneaux en partie vidés ; on obviera à cet inconvénient en mettant une couche d'huile à sa superficie.

Nous ne parlerons de l'eau que pour engager à la
puiser à la source la plus pure, ou à la rendre potable
si elle est de mauvaise qualité ; ce point exige d'autant plus d'attention qu'on a vu souvent coïncider
l'apparition du choléra avec l'ingestion des boissons
bourbeuses, malpropres.

L'eau, pour être potable, doit être fraîche, lim-
pide et inodore, sans saveur désagréable, fade,
piquante, salée ou douçâtre.

Elle doit être aérée, dissoudre le savon sans former de grumeaux, et cuire les légumes secs.

Si l'eau évaporée ne laisse que peu de résidu,
c'est une preuve de sa pureté.

L'eau qui ne contient pas d'air est fade, sans
saveur ; pour savoir si elle en contient, c'est d'élever
sa température jusqu'au moment de l'ébullition ; si
elle en contient, il se dégagera sous forme de bulles ;
pour lui en donner, il faut la laisser exposée à l'air
ou l'y agiter.

L'eau de pluie est la meilleure et la plus pure ; elle
contient presqu'un vingtième de son volume d'air et
un peu d'acide carbonique. Pour la conserver dans
les citernes, il faut mettre au fond de celles-ci de
la poussière de charbon, et ne point y faire arriver
la première qui tombe, parce qu'elle rencontre,
dans les couches inférieures de l'atmosphère, sur les

toits et dans les gouttières , beaucoup de substances étrangères qui finissent par la corrompre.

L'eau qui provient de la fonte des neiges ne contient pas d'air; elle est en conséquence très-mauvaise.

L'eau de source , à sa sortie de la terre , contient moins d'air que celle de pluie ; elle est chargée de diverses substances qui résultent des différentes couches qu'elle a traversées, et dont dépend sa qualité. Dans ce pays-ci, elle contient souvent trop de sulfate ou de carbonate de chaux; on en reconnaît la trop grande quantité par la difficulté qu'on éprouve d'y faire cuire des légumes ou dissoudre du savon ; cette eau trouble la digestion lorsqu'on n'y est pas habitué.

L'eau de puits est plus insalubre; elle contient moins d'air, à raison de sa stagnation ; avant d'en faire usage , il est bon de l'agiter au grand air.

L'eau de mare mérite, cette année , la plus grande attention , à raison du choléra et de la rareté du petit cidre pour la classe pauvre. Comme cette eau contient plus ou moins de matières végétales ou animales , et trop souvent les unes et les autres , ce qui la rend extrêmement dangereuse et propre à provoquer le choléra, il est utile de la faire bouillir , afin de faire dégager les gaz malfaisans et de cuire les matières organiques ; on peut d'ailleurs la filtrer à travers le sable , ou mieux le charbon pulvérisé, qui rend potables les eaux les plus infectes et les plus bourbeuses.

4°. *L'exercice* est un moyen précieux pour la santé; on peut dire même qu'il est d'une nécessité rigou-reuse; il a été employé par tous ceux qui ont donné des exemples de longévité et de vigueur physique, et c'est avec justesse qu'Addisson a dit qu'un homme qui se ferait une habitude régulière de l'exercice et de la tempérance aurait peu besoin des secours de la médecine; l'exercice favorise toutes les fonctions, les entretient dans d'égales proportions et maintient l'équilibre dans tous les organes; en un mot, il a, sur l'économie tout entière, une influence conser-vatrice, mais il faut, pour produire cet effet, qu'il soit renfermé dans de justes bornes, et qu'il soit coupé par des alternatives de repos d'une durée suf-fisante; autrement, on éprouvera de la fatigue, qui, poussée trop loin, peut amener le choléra.

Le corps se fortifie par le repos, disait Ovide, et l'esprit s'en trouve bien; un travail opiniâtre épuise l'un et l'autre.

Mais dans vos exercices, dans vos promenades, évitez le voisinage des cimetières, des cloaques, des égoûts, des voiries, des puisards infects, des flaques d'eau stagnante, des fabriques de chandelles, etc.

Évitez aussi de courir, de marcher trop lentement, encore moins de vous arrêter dans tout lieu suspect, surtout en tems d'épidémie; dans le premier cas, vous feriez arriver de trop grands volumes d'air dans le poumon; dans le second, vous le laisseriez trop long-tems exposé à l'influence de ce fluide.

Évitez enfin de sortir à la rosée, au serein et pendant la nuit, surtout lors des brouillards épais; attendez que la chaleur du soleil ait raréfié les principes morbifères qui sont plus condensés par l'abaissement de la température.

Si les gens de travail, les voyageurs, etc., s'échauffent trop, ils prendront garde de se refroidir, de boire froid; ils changeront de linge, de vêtemens; ils éviteront les lieux froids ou même frais.

Dans vos promenades, préférez, aux endroits bas et marécageux, un terrain sec, élevé et couvert d'arbres, surtout de sapins, car on a remarqué que les lieux coupés par des forêts ou environnés par elles ont été exempts du choléra. L'île de Kristofsky, située au milieu des îles populeuses de Saint-Pétersbourg, dans un fond bas, humide et exposé, chaque soir, à de froids et épais brouillards, mais environnée de bois où les sapins sont nombreux et magnifiques, a été complètement exempte du choléra. Pendant la durée de cette maladie dans la capitale, les comédiens français qui s'étaient retirés dans cette île, en ont été préservés, tandis que ceux de leurs camarades restés dans la ville ont presque tous péri.

Le sommeil est, pour l'homme, d'un bien inexprimable; le bien-être qui le suit est une chose que tout le monde connaît par expérience; on sait qu'au réveil on se sent frais, dispos, apte au mouvement et à l'exercice de la pensée.

Le sommeil ne doit pas avoir pour tous la même

durée; elle doit varier suivant les individus et même pour chaque individu relativement à son âge, son tempérament, son genre de vie, sa profession, etc. Plus on est délicat, plus on a besoin de dormir long-tems; huit à neuf heures de sommeil conviennent en pareil cas; six à sept suffisent aux personnes robustes; en-deçà et en-delà, on dort trop peu ou trop. Ce dernier excès est presque aussi nuisible que le premier; il jette toute l'économie dans une sorte de torpeur qui peut donner prise au choléra. Le sommeil insuffisant ne répare point les pertes qu'on a faites pendant la veille; il entraîne un amaigrissement très-rapide, car la nutrition s'opère pendant qu'on dort.

De la nécessité bien établie du sommeil résulte nécessairement le danger des veilles : les Polonais, épuisés de veilles et de fatigues après le combat d'Iganie, furent, en très-grand nombre, attaqués du choléra.

La méridienne, ou le sommeil pris après le dîner, est salutaire à beaucoup de personnes, dans la saison des chaleurs, et à celles qui se lèvent de grand matin; il faut que ce sommeil soit de courte durée; si le besoin de dormir se fait sentir d'une manière impérieuse, il faut tromper le sommeil en s'abandonnant à lui pendant quelques instans, dans une position qui ne lui permette pas d'être de longue durée.

Les personnes excitées au moral comme au physique favoriseront le sommeil par l'usage des bains.

L'absorption des miasmes se fait avec beaucoup plus d'activité pendant le sommeil; en conséquence, on évitera de se coucher à l'ombre, sous les arbres, sur l'herbe ou sur un terrain humide, dans les rez-de-chaussée, sur les bords des marais, dans une atmosphère insalubre.

On se couchera et se lèvera de bonne heure ; trois heures de sommeil avant minuit valent mieux que six heures après cette époque. Le tems de la veille est l'époque du jour depuis le moment où le soleil a paru sur l'horizon jusqu'à ce qu'il se retire; hors ce tems, tout ce qui n'a pas été dénaturé repose et jouit d'une bonne santé.

5°. *Toutes les sécrétions* doivent être entretenues avec soin ; il est toujours dangereux de provoquer des évacuations qui ne sont pas naturelles. On raconte que deux jeunes gens périrent apoplectiques pour avoir fumé de suite, par gageure, l'un dix-sept, l'autre dix-huit cigares. Il est aussi dangereux de retenir son urine, ses excrémens, d'avaler sa salive lorsqu'elle afflue dans la bouche en plus grande quantité, par l'action de quelqu'objet qui affecte désagréablement la vue ou l'odorat. Ceux qui ont l'usage de priser, de fumer et de mâcher du tabac, et qui sont d'un tempérament lymphatique, pituiteux, s'en trouveront mieux que ceux à complexions opposées.

Une condition essentielle pour se préserver du choléra, est d'entretenir la transpiration cutanée et pulmonaire qui s'échappe continuellement en si

4

grande quantité, qu'on prétend que nous perdons,
par cette voie, les cinq huitièmes de notre alimentation ; il est d'autant plus utile de l'entretenir, que,
lorsqu'elle s'arrête, si elle n'est pas suppléée par les
urines, et s'il y a un organe intérieur relativement
plus impressionnable, l'estomac, par exemple, il y
a alors un refoulement de la vitalité et de l'excita-
bilité qui peut favoriser le développement du choléra. Cependant, ce n'est pas une raison de croire
qu'il faille accroître la transpiration forcément par
des couvertures et des remèdes échauffans ; on a
toujours à se repentir d'avoir violenté la nature, et
d'ailleurs même on ne réussit pas à la diriger dans un
sens qui n'est pas le sien.

Les évacuations artificielles provoquées au moyen
de cautère, de vésicatoire, de séton, etc., les maladies cutanées, le flux hémorrhoïdal, les ulcères,
les fistules, etc., seront respectées, car plus de cent
autorités de tous les siècles et de tous les climats
s'accordent toutes à présenter ces évacuations artificielles comme des préservatifs certains contre les
maladies analogues au choléra ; bien plus, elles vont
jusqu'à recommander l'emploi de la plupart de ces
moyens.

6°. Enfin, *le plaisir et la peine* se partagent notre
existence ; nous sommes entraînés vers le premier ;
nous cherchons à nous soustraire à l'autre. Le plaisir
a, sur nos organes, une action éminemment bienfaisante ; il favorise l'harmonie et la régularité de

toutes nos fonctions tant qu'il est modéré, mais s'il devient extrême, il entraîne des désordres plus ou moins graves. On devra donc éviter avec soin l'excès dans les plaisirs de l'amour; rien comme leur abus n'énerve les forces physiques et ne dispose à contracter la contagion. Pour vous en préserver, jeunes gens, fermez les oreilles aux accens de ces dangereuses syrènes qui

Segnesque nodum solvere gratiæ. HOR., l. III, od. XV.

Le danger est d'autant plus grand, qu'on cite plusieurs jeunes gens menacés ou guéris du choléra à Paris, victimes de ces syrènes :

Ignotis perierunt mortibus illi. HOR., l. I, sat. III.

Si le repos physique est nécessaire pour se préserver du choléra, le calme de l'ame n'est pas moins nécessaire; la crainte, les inquiétudes, les chagrins, le découragement, le désespoir, etc., sont des circonstances fâcheuses qui portent le trouble dans les diverses fonctions du corps, l'affaiblissent et le disposent promptement à la maladie; le courage, au contraire, a préservé les personnes qui en sont douées, de ses atteintes, et si quelques-unes en ont été attaquées, il a été encore la condition la plus favorable pour leur guérison. Il est rare que les personnes courageuses en soient frappées, et plus rare encore qu'elles en périssent.

Celui qui nous a faits a créé la douleur, la crainte

et l'inquiétude le jour où il produisit l'espérance, le courage et le plaisir; dans sa sagesse, il nous a donné la crainte et la douleur comme des sentinelles, des avis capables de nous retenir, de nous arrêter, de nous prémunir partout où notre vie est en danger. Sans cette crainte salutaire, où en serait notre existence? Mais comme la peur, la crainte, l'inquiétude peuvent aller trop loin et qu'elles font dans un sens ce que la confiance, l'espérance et le courage font dans un autre, servons-nous, dans les circonstances où nous nous trouvons, de la peur pour prendre toutes les précautions possibles contre le choléra; mais dans la corbeille qui nous est offerte et où se trouvent la confiance, l'espérance et le courage, la peur, la crainte, l'inquiétude et le désespoir, n'oublions ni l'espérance ni le courage, afin de jouir de la tranquillité de l'ame qui est un sûr préservatif du choléra, et en général de toutes les maladies analogues. N'est-ce pas à elle que tant de médecins et tant de philantropes ont dû d'échapper aux contagions les plus meurtrières, au milieu desquelles ils remplissent leurs pénibles fonctions?

Les distractions, quand elles sont bien entendues, contribuent toujours à donner cette tranquillité de l'ame, et il est des personnes qui en ont besoin; elles en trouveront dans les occupations, dans l'exercice et le repos sagement alternés, dans la lecture, dans la peinture, dans l'amitié, dans les plaisirs de famille, dans la bienfaisance et dans la pratique de tout ce qui peut tranquilliser la conscience. Les personnes qui aiment la musique ne la dédaigneront pas toutes les fois que les circonstances le permettront; c'est un remède doux, agréable, calmant qui produit toujours de bons effets. On lit dans Plutarque que Thalétas délivra les Lacédémoniens de la peste, par les accens de sa lyre.

Mesures ou règles hygiéniques publiques.

Elles consistent:

A faire surveiller la propreté des rues, à défendre, sous des peines sévères, qu'on jette des excrémens par les croisées, à faire enlever, le plus souvent possible, les fumiers, les boues, les débris d'animaux et de végétaux (1), et, en général, toutes les immondices;

A empêcher qu'on élève des animaux domestiques, tels que porcs, la pins, poules, pigeons etc., dans des lieux peu spacieux et où l'air ne circule pas;

A multiplier les moyens de renouvellement d'air, de ventilation et de désinfection dans les lieux publics où beaucoup de monde se rassemble;

A surveiller les cafés, les auberges, les cabarets, etc., et à les assujétir à des mesures sanitaires;

_____

(1) Les foyers composés à la fois de matières végétales et animales méritent surtout une attention particulière. L'observation nous apprend que ce sont les plus dangereux, et que ce sont eux qui ont produit les épidémies les plus graves.

A inviter, en cas d'invasion du choléra, les personnes religieuses à ne pas aller dans les églises à jeun, de trop bonne heure et dans la nuit ;

A surveiller les halles, les marchés, pourqu'il ne s'y introduise aucuns alimens de mauvaise qualité, à favoriser l'arrivée de ceux qui renferment principalement la fécule amilacée et qui sont salubres et réparateurs, comme celle des œufs et des viandes de bonne qualité ;

A signaler les crudités, les légumes aqueux, les fruits et le laitage, comme dangereux à beaucoup de personnes en tems de choléra ;

A recommander les préparations de cuisine simples, mais dans lesquelles on n'oubliera jamais le sel ;

A surveiller ceux qui vendent des boissons, de manière à ce qu'elles ne soient point altérées, falsifiées. *Cet objet est de la plus grande importance ;*

A recommander de ne pas quitter trop tôt les vêtemens chauds.

A surveiller les pensionnats, les hospices, mais spécialement les maisons d'arrêt ; on assujétira les prisonniers à des lavages fréquens avec de l'eau légèrement chlorurée. On mettra constamment l'air en circulation dans leur chambrée ; on ne les y réunira qu'en petit nombre ; on leur fera changer de linge le plus souvent possible ; on renouvellera souvent leur paille ; on leur donnera une nourriture plus saine ; on ne laissera pas séjourner leurs excrémens ; on lavera soigneusement leurs vases salis, d'abord avec de l'eau simple, ensuite avec de l'eau chlorurée; on dirigera, par exemple, dans le canal qui passe sous la partie méridionale de celle de Bernay, une plus grande masse d'eau, et on n'y épargnera pas le chlorure de chaux ;

A surveiller les fabriques de poudrette, les routoirs, les tueries, les triperies, les échaudoirs, les chandeliers, les hongroyeurs, les mégissiers, etc. ;

A procurer de l'ouvrage à la classe ouvrière; à fournir aux indigens du sel, du linge et des vêtemens; à faire faire des distributions de pain plus fréquentes et plus-abondantes; enfin, à les surveiller et à les traiter au moral comme au physique; car l'autorité doit savoir que ce sont là les hommes qu'on a appelés avec raison *la matière première des épidémies ;* les médecins savent que Sydenham plaçait à la tête des causes du choléra épidémique de 1669, à Londres : *Crapula et ingluvies;*

A disposer des locaux pour y recevoir des individus qui n'auraient ni les moyens, ni la facilité d'être soignés chez eux, en cas d'invasion du choléra (1) ;

A désigner, dans chaque chef-lieu de canton, un pharmacien chez lequel les malheureux cholériques recevraient, à l'instant même et pour le compte de l'administration, les médicamens nécessaires, sur les

---

(1) Outre les couvertures de laine qu'on trouvera dans ces locaux, on y trouvera sans doute aussi des baignoires et des blaudes, ou espèces de roquelaures aussi en laine; en un mot, tout ce qu'un bureau de secours doit réunir.

ordonnances des médecins qui porteraient le mot Indigens (1) ;

A inviter les malheureux qui éprouveraient des malaises, des nausées, des maux d'estomac, des diarrhées, des maux de tête, etc., extraordinaires, à demander des secours ;

A faire surveiller les charlatans qui vendent des remèdes insignifians ou dangereux, tels que le vomipurgatif de Leroy, etc., etc. ;

A prévenir que les odeurs fortes que l'on porte sur soi ou que l'on met dans le tabac, sur ses vêtemens, ou qu'on met dans les lits, dans les appartemens, dans les chambres à coucher, sont très-dangereuses, de même que les fumigations avec le camphre, le benjoin, le sucre, l'anis, les baies de genièvre, etc., qui, loin de purifier l'air, l'épaississent et le rendent impropre à la respiration, de manière à favoriser un des plus funestes accidens du choléra ;

A porter son investigation sur les cent quarante-quatre communes de l'arrondissement, particulièrement sur celles qui ont éprouvé des épidémies ; sur les huit rivières qui l'arrosent, et sur leur littoral ; sur les forêts, bois, futaies, etc., qui par leur position pourraient favoriser la stagnation d'un air infecté dans certains villages ;

A recommander l'eau chlorurée en creusant les

---

(1) Ou bien à disposer des boîtes de médicamens pour les communes où le choléra éclaterait.

fosses mortuaires dans les vieux cimetières, surtout
dans ceux qui entourent encore les églises, et de
donner plus de profondeur à ces fosses ;

A indiquer les moyens de rendre l'eau des mares
potable ;

A défendre aux personnes qui seront obligées de
boire de l'eau pure, d'en boire en trop grande quantité, parce qu'elle débilite l'estomac, favorise les
sueurs, et donne lieu à des affections gastriques; un
peu de vinaigre ou d'eau-de-vie est très-propre à en
prévenir les mauvais effets ;

A signaler les moyens sanitaires convenables aux
individus qui travaillent dans les souterrains ou dans
les caves, tels que les marneÍons, les tisserands,
les rubaniers, etc. ;

A recommander aux propriétaires de favoriser la
circulation de l'air dans tous les lieux qui seraient
infectés ou suspects : comme de faire dans les chambres à coucher de la campagne, qui sont presque toutes au rez-de-chaussée, des contre ouvertures le plus
bas possible en correspondance avec les premières;
comme de percer des murailles élevées, de faire une
trouée dans un bois; comme d'ôter, dans certains
bâtimens, les châssis des croisées, les panneaux
des portes, etc. ; de donner écoulement aux eaux stagnantes, de prendre des précautions pour les petits
marais, appelés avec raison, les *plaies infectés de la terre;*

A leur recommander de prévenir de suite si des
symptômes d'épizootie se manifestaient ;

A établir dans chaque ville et dans chaque bourg une commission sanitaire;

A nommer un inspecteur pour l'arrondissement, avec pouvoir de surveiller et de faire exécuter toutes les mesures sanitaires dans chaque commune;

A provoquer la *bienfaisance des riches, qui, en donnant aux classes pauvres les moyens d'assainir leur demeure, de se procurer des alimens, des vêtemens, etc., et par conséquent de se préserver du choléra, travailleront efficacement dans l'intérêt de leur propre conservation.*

A calmer tous les esprits sur l'apparition du choléra dans notre arrondissement, dont toutes les conditions sanitaires sont telles qu'il est impossible, dans le cas où il y paraîtrait, qu'il eût des effets bien meurtriers;

Enfin, à inviter les commissions sanitaires à mettre sous les yeux de l'autorité la liste de tous les moyens, soit préservatifs, soit désinfectans, afin que dans telle ou telle circonstance, dans telle ou telle localité elle puisse en recommander l'usage. Parmi ces moyens nous désignerons:

1°. Les feux en rase campagne, que l'on pourrait établir à l'est de certains villages, ou dans d'autres localités : M. Ramel raconte qu'en Afrique des faucheurs tombaient tous malades par le voisinage d'un étang. Entre eux et cet étang, on établit une trentaine de grands fourneaux gazonnés en forme de hutte, et dans lesquels on entretenait un grand feu ; à dater

de ce moment, le nombre des individus qui tombaient chaque jour malades, diminua considérablement, et bientôt les maladies cessèrent tout-à-fait.
Ces feux auraient-ils agi en dégageant de l'acide sulfureux et de l'hydrogène sulfuré, qui auraient la
faculté de combattre les principes du choléra dans
l'atmosphère? Ce qui le ferait croire, c'est qu'en Hol-
lande, en Belgique et en Angleterre, où l'air est
rempli de vapeurs sulfureuses, parce qu'on n'y brûle
que du charbon de terre qui en dégage beaucoup,
le choléra n'a pas paru encore dans les deux premiers
pays, et a fait très-peu de ravage dans le dernier ; si
on employait ce moyen, il faudrait se servir de com-
bustibles qui dégageassent de l'acide sulfureux.

, 2°. La déflagration de la poudre à canon sèche,
qui a la double faculté de déplacer violemment l'air
et de le charger d'acide sulfureux : c'est à ce moyen
que la ville de Varsovie dut la cessation des effets du
choléra, lors de sa prise, l'an dernier, à la suite d'une
forte canonnade pendant deux jours et deux nuits.
Ne pourrait-on pas employer ce moyen dans certaines localités où l'infection serait concentrée, en
se servant du pistolet ?

3°. La poussière de charbon, qui agit comme les
substances précédentes, et qu'on pourrait répandre
dans certaines localités, de manière à en respirer :
on sait que les charbonniers ne sont pas atteints du
choléra.

4°. Les fumigations guitonniennes, qui ont la pro-

priété de modifier chimiquement les matières animales, et de détruire les causes d'infection :

Premier procédé.

Acide hydrochlorique. . . .   5o gram.
Oxide de manganèse pulv. .   15 gram.

Placez l'oxide dans une terrine, mouillez-le avec
l'acide, remuez de tems en tems, et posez sur un
feu doux.

Deuxième procédé.

Sel commun. . . . .   5 onces.
Oxide de manganèse. . . . .   1 once.
Eau. . . . .   2 onces.
Acide sulfurique. . . . . . .   3 onces.

Pour une chambre de vingt pieds carrés.
On met dans un vase de terre vernissée le sel,
l'oxide et l'eau ; on verse peu à peu l'acide, et l'on
remue de tems en tems avec une baguette.
Quand il s'agit seulement du purifier l'air d'une
chambre, il suffit de mettre dans un vase le dixième
des quantités indiquées ci-dessus, et de le promener
dans la chambre pendant deux à trois minutes, en
ayant soin de répéter cette opération deux à trois
fois par jour.
Il se dégage des vapeurs piquantes, et qu'il faut

se garder de respirer; aussi, l'appareil placé, il faut sortir après avoir fermé les fenêtres et les portes, ét ôté les vêtemens colorés, et les ustensiles suscep- tibles d'être attaqués par ces substances.

Troisième procédé, ou celui de Smith.

Il suffit de remplacer le muriate de soude, ou sel commun, par le nitrate de potasse, ou sel de nitre.

Quatrième procédé.

Il consiste à brûler tout simplement du sel de nitre sur des charbons ardens.

Cinquième procédé, celui de Labarraque.

Les chlorures de chaux, de soude et de potasse de M. Labarraque doivent être préférés, parce qu'ils incommodent moins les personnes qui les em- ploient, et qu'ils peuvent désinfecter les lieux mêmes où résident des malades ; mais qu'on se rappelle bien que ces chlorures ne préservent point du cho- léra ; qu'ils agissent à la vérité sur les matières orga- niques d'une manière très-énergique ; qu'ils assai- nissent l'air, en ce sens, qu'ils détruisent ces matières ou miasmes, mais qu'ils n'ont aucune action sur ceux du choléra. Il faut les employer, dans certaines loca- lités et dans certaines circonstances, mais il ne faut pas en faire un abus, et s'en rapporter à l'ignorance ou à la cupidité ; car l'excitation prolongée, exagérée de ces chlorures, dans les lieux qu'on habite, ne peut faire que du mal.

Pour laver les murs, le pourtour des appartemens, etc. , on se servira du mélange suivant :

Chaud liquide. . . . . 10 livres.
Chlorure de chaux. . . . . 4 onces.

Pour placer dans un appartement, dans une chambre, on se sert de la solution suivante, dont on met une certaine quantité dans une assiette :

Chorure de chaux sec. . . . . 1 once.
Eau. . . . . 1 pinte.

Versez sur le chlorure une petite quantité d'eau pour l'amener à l'état pâteux, puis on le délaie dans la quantité d'eau indiquée ; on tire la liqueur à clair, et on la conserve dans des vases de verre ou de grès bien fermés.

On peut employer aussi le chlorure de sodium dans la proportion d'une once avec douze onces d'eau.

Dans une armoire à porte-manteaux, mettez une ou deux assiettes contenant environ une ou deux onces de chlorure sec ; on y suspend les vêtemens, on ferme l'armoire, et, en six heures, la désinfection a lieu : l'odeur de marée est enlevée en huit heures.

Au reste, on peut passer les habits, le linge, etc., à l'eau chlorurée; on doit laver avec cette eau les plombs, les baquets d'urine, etc.

Pour détruire toute espèce d'odeur exhalée par les urines, on mettra, au fond du vase de nuit, un, deux, trois gros d'alun.

Moyens à porter sur soi en tems de choléra.

Mettez dans un flacon du chlorure de chaux ou de sodium en substance, vous l'approcherez de tems en tems de votre bouche et de votre nez.

Nous ne donnons le moyen suivant qu'avec la plus juste défiance : mettez dans un flacon parties égales de chlorure de chaux et de vinaigre aromatique, avec quelques grains de camphre ; en sortant, on en versera quelques gouttes dans un mouchoir, et on l'approchera de sa bouche et de son nez, dans les lieux infects, malpropres ou suspects.

Il n'en est pas de même d'une cage de toile métallique, à larges mailles, recouverte d'une gaze imprégnée de poussière de charbon, avec laquelle on enferme la tête.

Mais un des premiers moyens, c'est de ne pas sortir à jeun, et d'avoir le soin de se moucher et de cracher de tems en tems.

5°. Les substances absorbantes et dessiccatives, tel

le plâtre , telle la poussière de charbon , telle la chaux, qu'on peut jeter sur des matières fermentescibles.

6°. Le renouvellement de l'air; c'est le plus puissant de tous les moyens , qui n'est, d'ailleurs, accompagné d'aucune espèce de danger ; on peut l'opérer en ouvrant des portes et des fenêtres opposées , en faisant dans l'âtre un feu clair , etc. , etc. , etc.

On peut , d'ailleurs, empêcher les émanations, comme celles des latrines, de se répandre , en les dirigeant dans les régions supérieures , au moyen des tuyaux d'appel de M. d'Arcet, qu'on peut établir de ces lieux d'aisances dans les cheminées, si elles sont voisines, ou, si elles en sont éloignées, au moyen de la cheminée du même savant (1).

7°. Les arrosemens à grande eau , les lavages des rues , des cours et autres lieux ; les aspersions des murs , des maisons et des couches inférieures de l'atmosphère , à grande eau , sont aussi un grand moyen d'assainissement. La ville de Bernay profiterait bien de trois fontaines publiques, qui seraient placées : l'une, à la porte d'Alençon , aux environs de M. Pesnel ; la seconde, aux Etaux , vis-à-vis le pharmacien ; et la troisième , sur la place Royale. Mais, puisqu'elles n'y sont pas, ne pourrait-on pas utiliser les pompes à incendie ? Ne pourrait-on pas remplir

_____

(1) M. le comte Danger en a fait établir une dans son château, à Menneval.

les réservoirs de ces pompes avec l'eau des puits,
(avec pompes), qui existent chez différens propriétaires, tels que chez M. Lebienvenu, chez la veuve
Julliard, etc., en établissant des conduits, des gouttières entre les uns et les autres ? Il nous semble,
qu'avec cet expédient, on peut facilement remplir
le but des lavages et des aspersions, vu surtout la
pente de la plupart des rues.

8°. Enfin, les fumigations aromatiques ; elles ont
été employées dès la plus haute antiquité ; pour les
produire, on fait brûler des résines, des baumes,
des plantes résineuses, telles que celles de la famille
des conifères, des térébinthes, etc., ou l'on volatilise
du camphre, etc. ; mais ces fumigations ne font que
masquer les mauvaises odeurs, sans les détruire, et
ne paraissent avoir aucune action sur les miasmes.
Cependant, il est possible qu'elles convinssent, dans
certaines circonstances, dans certaines localités, à
des personnes de certaines professions, à des individus affaiblis, etc., non en neutralisant les miasmes,
mais en excitant les tissus organiques où s'opèrent
les exhalations et les inhalations, et les rendant par
là moins susceptibles d'être pénétrées par ces miasmes ; mais, dans ce cas-là, nous donnons la préférence à l'eau de Cologne, de lavande, mais surtout
au vinaigre des Quatre-Voleurs, très-utile aux personnes faibles ou affaiblies ; car, nous le répétons
pour la dernière fois, l'observation nous apprend
que, dans tous les pays, l'homme fait, qui jouit

d'une santé vigoureuse et ne s'écarte pas des lois
du régime, est beaucoup moins exposé à contracter les maladies épidémiques que l'homme faible
ou affaibli par des écarts dans le régime. On sait
que tout ce qui débilite favorise singulièrement le
développement du choléra, et c'est par cette raison
que l'homme pusillanime en est, toutes choses égales,
beaucoup plus facilement frappé que l'homme cou-
rageux. La peur et l'inquiétude énervent, en effet,
l'action organique, tandis que le courage et la fermeté la raniment : on conçoit donc que les moyens
qui entretiennent l'activité de l'estomac, et celle de
tous les organes en général, sont très-propres à diminuer la disposition aux maladies épidémiques.

Des premiers secours à donner.

Si, d'une part, nous prenons en considération
certaines circonstances météorologiques, telles que
les vents d'est et les brouillards de cause générale qui
ont régné, depuis neuf mois, dans notre contrée ;
telle que la progression du choléra de l'Orient vers
notre climat, et d'autres circonstances, qui se rappor-
tent à un certain nombre de choléras sporadiques et
de cholérines qui ont été observés depuis neuf mois
aussi dans notre pays, il est difficile de croire que nous
n'en aurons pas des atteintes ; mais, d'autre part, si
nous dirigeons notre attention sur toutes les conditions sanitaires de notre arrondissement et sur l'heu-

reuse saison où nous sommes, il est aisé de pressentir
que l'air de notre pays ne sera jamais assez *saturé de
miasmes cholériques* pour faire développer la maladie
avec intensité, et que, si nous en recevons des atteintes, celles-ci seront légères et se borneront, ou à
des cholérines, ou à quelques cas de choléra qui se
rapprocheront beaucoup du choléra sporadique avec
lequel tous nos confrères sont très-familiers et qu'ils
traitent avec d'autant plus de succès qu'il a beaucoup
de points de contact avec la gastro-entérite qui est
une maladie assez commune.

Nous diviserons en deux sections les premiers secours à donner : 1°. celle de l'époque de la prédis-
position ; et 2°. celle des symptômes précurseurs et
d'invasion.

Les premiers secours doivent être relatifs à la pré-
disposition au choléra et aux symptômes précurseurs
et d'invasion de cette maladie.

1°. Si vous éprouvez un sentiment de gêne, un man-
que d'appétit, des maux d'estomac, une sensation
vague de pression vers cet organe, et de chaleur; un
sentiment d'irritabilité dans le canal digestif, c'est-
à-dire dans le ventre, ou une légère oppression, des
palpitations ou bien des vertiges; des douleurs de
tête avec lassitude, soif, etc., n'allez pas vous croire
pour cela attaqué du choléra; on peut éprouver ces
accidens dans tous les tems possibles; mais mettez
vous à la diète ou du moins retranchez la moitié,
les trois quarts de vos alimens, et faites appeler votre

médecin qui vous donnera les soins relatifs aux accidens que vous éprouvez, et qui, bien combattus,
vous préserveront du choléra s'ils en sont les symptômes éloignés ; nous ne vous donnerons pas d'autres
conseils que celui du repos, de la diète ; c'est à votre
médecin à vous les donner, parce que c'est lui qui
connaît le genre de traitement qui vous convient,
parce que c'est lui qui connaît toutes les circonstances
qui vous entourent, parce que c'est lui qui connaît vos
habitudes en général, comme celles de vos organes ;
parce que c'est lui enfin qui connaît les mystères de
votre organisation et les secrets les plus intimes de
votre vie.

Si vous éprouvez des douleurs d'estomac et d'entrailles avec chaleur, des nausées, une contraction
ou un resserrement des parois du ventre, un sentiment de refroidissement dans les pieds et les jambes ;
si enfin, au milieu de la nuit, sans *cause comme sans
motif quelconque*, vous avez, tout-à-coup, plusieurs
selles, et si, après l'évacuation des matières fécales,
vous rendez une espèce de matière semblable à de
l'eau de riz, etc., il est à présumer que vous êtes attaqué de la cholérine ou du premier degré du choléra.
Nous avons dit *sans cause comme sans motif quelconque*,
parce qu'une mauvaise digestion, une indigestion, des
remèdes de précaution mal entendus, tels que des
excitans tant intérieurs qu'extérieurs, la crainte du
choléra à la suite d'un récit sur ses effets, surtout
quand on a une organisation extrêmement impres-

sionnable , peuvent produire la plupart de ces accidens et faire croire à la présence de cette maladie.
Déjà nous avons été appelés plusieurs fois, pour des
cas semblables, qui n'ont pas eu de suite ; notre présence, l'assurance que nous avons donnée que ce
n'était pas le choléra, le renouvellement de l'air
dans la chambre, et de l'eau sucrée froide avec de
l'eau de fleurs d'oranger, ont suffi pour dissiper tous
les accidens , et les malades n'ont pas tardé à s'en-
dormir ; car c'est presque toujours la nuit que ces
scènes arrivent ; ce qui n'est pas étonnant, parce que
c'est précisément l'époque où les viscères sont le siége
d'une plus violente excitation, et que les mouvemens
vitaux se concentrent sur eux avec plus de force ; on
sait que les douleurs de toute espèce et surtout les
affections nerveuses, sont plus vivement ressenties
pendant la nuit que durant la journée.

Mais si ces accidens sont véritablement les précurseurs du choléra , si le refroidissement des membres
et du bout de la langue survient, si la couleur bleu-
noir envahit le visage , les mains, les pieds ; si les
mouvemens convulsifs, les crampes douloureuses,
les vomissemens, l'oppression, la cessation du pouls,
l'aspect cadavéreux surviennent, alors, vous qui en-
tourez le malade, du courage et de la prudence ;
sachez cacher vos émotions, vos craintes ; conservez
votre sérénité d'ame, donnez lui des consolations et
dirigez les adroitement ; s'il parle du choléra, dites-

lui que c'est une indisgestion ou tout au plus la cholérine, faites-lui espérer la présence du médecin, de
cet ange consolateur, surtout dans des circonstances
semblables; et, en effet, hâtez son arrivée; car, comme
le dit le docteur Brierre de Boismont, c'est une question de vie ou de mort.

En attendant sa présence, rappeler la chaleur à
l'extérieur, faire cesser la concentration qui a lieu
vers les organes internes, calmer le système nerveux
et inspirer du courage et de la sécurité : telles sont
les indications qu'on remplira :

1°. En donnant de l'air, c'est un point essentiel, et
en évitant toutes les odeurs et toutes les fumigations
possibles ; cependant, donner à respirer de l'eau de
Cologne ou du vinaigre, si le malade en aime l'o-
deur et les demande.

2°. En le plaçant dans un lit où toutes les parties
de son corps soient bien couvertes, excepté la poitrine ; en promenant une bassinoire sur la partie des
couvertures correspondant au ventre et aux membres inférieurs ; en mettant des bouteilles de verre,
remplies d'eau chaude, le long des membres et du
corps, en attendant des sachets de son chaud qu'on
peut disposer autour des membres et appuyer en travers sur le pubis ; en fustigeant les membres, surtout
les inférieurs, avec des orties ; en promenant ensuite sur eux des synapismes faits avec un mélange
d'eau et de vinaigre, et de la farine de moutarde et

de graine de lin ; en mettant sur le ventre des cata-
plasmes avec parties égales de farine de graine de lin
et de moutarde aussi.

3°. En donnant intérieurement, de tems en tems,
une cuillerée d'eau froide, d'infusion de fleurs de mau-
ve, d'eau de Seltz (1) ; si le pouls devient défaillant,
si le malade est menacé de syncope, vous ajouterez,
dans une cuillerée d'eau, deux à trois gouttes d'éther
tout au plus, et autant de laudanum s'il survient des
crampes douloureuses ; ou bien vous frictionnerez
la partie interne des cuisses et des jambes, au moyen
des doigts, avec une cuiller à café de laudanum ;
mais avant l'arrivée du médecin, soyez bien circonspect sur l'emploi de ces moyens, nous voulons
parler de l'éther, du laudanum, et d'autres moyens
semblables.

4°. En faisant régner autour du malade le calme
et la sérénité, en éloignant de lui tout ce qui pourrait lui donner de l'inquiétude, en rapprochant de lui
ce qui pourrait le tranquilliser, et surtout en faisant
arriver dans son ame la bienfaisante espérance. Tels
sont les soins imposés par l'amitié ou le devoir, en

---

(1) La glace, que MM. les pharmaciens peuvent faire en tout tems,
doit être employée intérieurement et extérieurement, mais surtout
intérieurement. On en donne de tems en tems un morceau roulé dans
le sucre. Nous la conseillons d'autant plus, qu'elle a eu beaucoup de
succès dans quelques cas de choléra violacé qui ont eu lieu dans notre
département.

attendant le médecin, qui seul peut juger de l'opportunité des émissions sanguines et de plusieurs autres remèdes qui doivent varier selon la période de froid, d'asphyxie, de cyanose ou de réaction, et selon une foule de circonstances appréciables à son tact exercé.

Mais quel traitement suivra-t-il ? celui des Indes, de Saint-Péterbourg, de Varsovie, de Vienne, de Berlin, de Londres, de Paris ? Nous répondrons que le climat, les conditions sociales et toutes les raisons possibles nous font un devoir de suivre celui qui est est employé, surtout dans ces derniers tems (fin avril), à Paris, cette terre classique de la médecine, où toutes les méthodes ont été soumises au creuset de l'observation et de l'expérience, et d'où jaillissent et jailliront des torrens de lumières sur cette maladie. Rendons donc grâces aux deux médecins, MM. Neuville et Acard, qui se sont rendus dans cette ville pour étudier ce fléau sous nos grands maîtres ; rendons grâces aussi au docteur Adolphe Bardet, qui est allé l'observer à Rouen, où se trouvent aussi des hommes de science qui nous diront les modifications que le choléra subit sous le climat des pommiers, et partant celles que nous devons apporter dans son traitement.

Pour mettre le lecteur à même de juger combien il faut être circonspect et instruit pour traiter le choléra asiatique avec tout le succès qu'il comporte,

nous allons mettre sous ses yeux les observations
d'un des médecins les plus distingués de la capitale,
le docteur Serres, médecin de la Pitié.

« Il y a juste vingt ans qu'une maladie se présenta
à Paris, d'une manière endémique; elle frappait particulièrement la classe indigente, et plus particulièrement encore les personnes arrivées depuis peu de
tems à la capitale; elle consistait dans un développement insolite de pustules intestinales (plaques de
Peyer), et dans une altération consécutive des ganglions mésentériques; nous la décrivîmes, en 1812,
avec M. Petit, médecin de l'Hôtel-Dieu, sous le nom
de *fièvre entéro-mésentérique;* les cas nombreux qui
furent soumis à notre observation, les ouvertures de
cadavres que nous examinâmes dans tous les degrés
possibles de la maladie, nous permirent d'en assigner
le siége positif et de rattacher à ce siége les symptômes qui étaient propres à la maladie, et ceux qui,
accidentellement, venaient la compliquer.

Sur ces entrefaites, feu M. Pinel publia une nou-
velle édition de sa *Nosographie philosophique;* il con-
sidéra et classa la fièvre entéro-mésentérique parmi
les entérites aiguës, prenant pour l'étiologie même
de la maladie ce qui, évidemment, n'en est que
l'une des formes, et souvent même que l'un des ré-
sultats; de là à la gastro-entérite il n'y avait qu'un
pas, comme le reconnut notre célèbre collègue, qui
s'aperçut trop tard de son erreur; en outre, la fièvre
entéro-mésentérique a encore été désignée, dans ces

derniers tems, sous les noms d'*iléite*, de *dothinenté-
rie*, de *fièvre typhoïde*, etc.

Ce qu'il y a de positif et d'incontesté dans tous
les travaux publiés sur ce sujet et sous ces diverses
dénominations, c'est que le développement insolite
des pustules de *Peyer* et des ganglions mésentériques
forme le caractère distinctif et fondamental de ce
genre de maladie, caractère qui a servi de base à leur
traitement rationnel.

Or (et nous arrivons au choléra), à côté des pustules formées par les glandules de *Peyer*, on observe
quelquefois des cryptes granuleux connus sous le
nom de *glandes de Brunner*. Ces glandules, qui
forment exception dans la fièvre entéro-mésentérique, typhoïde ou gastro-entérite, etc., *constituent,
au contraire, le caractère dominant du choléra de
Paris*.

Ces glandules, dont le volume varie depuis celui
de la pointe d'une épingle jusqu'à un très-petit pois,
sont si nombreuses, si rapprochées chez les sujets
morts du choléra, que toute la membrane muqueuse
semble avoir éprouvé cette transformation. Quand
on a lavé l'intestin et qu'on le regarde à contre-jour
ou au soleil, sa surface paraît granulée comme l'est
toute la peau chez les malades affectés de la gale.
Cet aspect est si frappant, que cette comparaison est
sortie de la bouche d'un grand nombre de médecins
des départemens, auxquels nous avons montré les
pièces pathologiques; elle est également celle des

élèves qui assistent journellement aux autopsies cada-
vériques. C'est aussi dè cette analogie et de ce caractère que nous avons déduit le nom par lequel le
siége et la nature du choléra nous paraissent devoir
être déterminés : *psorentérie* signifie, en effet, une
maladie de l'intestin caractérisée par un développement insolite d'une quantité innombrable de petits
boutons. Ces boutons, dont les caractères anatomiques diffèrent essentiellement de ceux de Brunner,
occupent exclusivement le tissu même de la membrane muqueuse du canal intestinal, et se remarquent
indistinctement sur toute la périphérie de l'intestin.

Avec cette éruption granuleuse, coexiste, dans
l'iléon, un développement des pustules de Peyer,
qui, comme on le sait, ne se remarquent jamais que
sur la ligne de l'intestin opposée à leur bord mésen-
térique. Cette coïncidence, qui s'observe déjà sur le
tiers des sujets qui succombent au choléra, n'est pas
importante seulement à cause de la double éruption
dont les intestins sont le siége au même moment;
mais elle nous le paraît surtout, parce que, si j'en
juge d'après nos propres observations, le choléra,
en s'affaiblissant, a une tendance manifeste à se
transformer en fièvre entéro-mésentérique, transformation que nous devons regarder comme très-heu-
reuse dans l'état présent de la maladie.

La psorentérie ou le choléra peut exister *avec ou
sans inflammation*, avec ou sans injection vasculaire
de la membrane muqueuse intestinale; sans inflam-

mation, c'est la psorentérie proprement dite (*choléra bleu*), *caractérisée par l'inaction de tous les organes, moins le tube digestif, par la couleur bleue ou bronzée de la peau, le froid glacial des membres et de toute la surface du corps; par le resserrement de la face, des ailes du nez, de la poitrine, l'émanation du tissu cellulaire, l'enfoncement des yeux dans l'orbite, l'état terne de la cornée, et une sorte de morbification du malade. Le pouls radial est toujours insensible; les mouvemens du cœur sont plutôt oscillatoires que pulsatifs; les douleurs seraient presque nulles, si, de tems à autre, des crampes, produites par un frémissement des muscles, ne sortaient le malade de cette effrayante quiétude.*

La langue est froide, violacée, amoindrie, l'abdomen affaissé et indolore; les déjections sont abondantes, liquides, blanchâtres, grises ou jaunes, et à mesure qu'elles ont lieu le malade faiblit et s'éteint : les urines sont constamment supprimées.

Dans ce cas, la membrane muqueuse du canal intestinal est pâle, les granulations papilleuses sont blanches; les plaques de Peyer, en petit nombre, sont décolorées et affaissées; le canal intestinal contient souvent une grande quantité de liquide analogue à celui rendu pendant la vie. Au-dessous de ce liquide, qui s'écoule facilement, existe une couche gélatineuse plus ou moins épaisse, adhérente aux granulations et à la membrane muqueuse, et ne se détachant que par le lavage, ou en râclant avec le bistouri.

Cette couche enlevée, on voit alors à nu les granulations papilleuses de la membrane qui en étaient
souvent enduites et couvertes.

Cette forme de choléra a particulièrement affecté
les personnes de l'âge de cinquante à soixante-dix
ans, dont la constitution avait été épuisée ou par les
privations, ou par des excès; le plus grand nombre
étaient maigres et déjà plus ou moins affaiblies avant
d'être atteintes par la maladie.

La psorentérite (choléra violacé), au contraire,
s'est particulièrement montrée à notre observation
chez les-malades de vingt à cinquante ans, et chez
deux enfans, dont l'un âgé de sept ans, et l'autre
de onze, qui, tous les deux, ont été promptement
guéris. La plupart de ces malades avaient de l'embonpoint, et avaient moins souffert que les précé-
dens des privations, des travaux ou des excès.

Les symptômes précédemment énoncés étaient
modifiés dans le choléra violacé, de la manière suivante :

*La peau n'était que partiellement bleue, particu-
lièrement celle des pieds et des mains; la face était
violacée, quelquefois même érysipélateuse; l'œil était
cerné, mais moins enfoncé dans l'orbite, la cornée,
moins terne, conservait souvent son poli'ordinaire; la
surface du corps était froide, mais le malade ne se
sentait plus glacé intérieurement; le pouls radial man-
quait chez quelques uns; chez certains autres il était
sensible, mais d'une petitesse extrême; sur le plus petit*

nombre il conservait encore de la force, et chez presque tous, l'oreille ou la main, placées sur la région du cœur, faisaient distinguer nettement les pulsations de cet organe. Sa fréquence était en rapport avec la réaction qui se manifestait dans les organes.

La langue était froide chez la plupart, mais moins amoindrie, chez d'autres elle était tiède, chez aucun nous ne l'avons trouvée chaude. Sa surface était tantôt humide, tantôt sèche, le plus souvent enduite d'une petite couche jaunâtre. La soif était vive, et les boissons ne désaltéraient pas, lors même qu'elles étaient conservées. Les vomissemens étaient plus fréquens et plus généraux que dans le choléra bleu ; le dévoiement était au contraire moins continu. Chez la plupart, les déjections étaient liquides, jaunes ou vertes ; chez certains, les matières rendues par les selles étaient roussâtres et sanguinolentes ; tous ceux affectés de ce symptôme ont succombé.

Les urines étaient également supprimées chez presque tous les malades ; l'abdomen était très-douloureux, à la pression et sans pression. Les crampes étaient souvent continues et si douloureuses qu'elles arrachaient des cris aux malades.

Une remarque applicable à tous les cholériques, c'est que les symptômes nous ont paru varier comme le siége des granulations insolites qui les caractérisent. Si elles occupaient le duodénum et le jéjunum, les vomissemens prédominaient sur le dévoiement ; si elles siégeaient sur la fin de l'iléon et les gros intestins, le dévoiement séreux, séro-sanguinolent, prédominait sur les vomissemens. Ces vomissemens et le dévoiement étaient presque continus, si toute l'étendue du canal intestinal en était affectée en même tems.

Dans le choléra inflammatoire, les douleurs abdominales correspondaient également d'une manière plus particulière à la région vers laquelle siégeaient plus spécialement les granulations papilleuses. Ainsi, elles correspondaient au haut, au bas, au milieu de l'abdomen, selon que l'éruption existait principalement dans le duodénum et le jéjunum, ou dans cet intestin et l'iléon, ou dans l'iléon et le gros intestin. Il est bien remarquable que l'estomac n'en a jamais été le siége, quoique nous ayons trouvé cet organe dans tous les degrés de l'inflammation.

L'ouverture des cadavres a montré, comme dans le choléra bleu, toute la membrane muqueuse intestinale parsemée de granulations papilleuses rougeâtres, et ressemblant aux boutons charnus d'un vésicatoire récemment en suppuration; avec ces granulations coexistaient des glandules de Brunner, dont la pâleur contrastait avec les précédentes. Les plaques de Peyer, plus nombreuses et surtout plus étendues, offraient également des degrés divers d'inflammation; jamais nous n'en avons trouvé d'ulcérées, ce qui tient sans doute à la rapidité de la terminaison de la maladie. En outre, toute la membrane muqueuse gastro-intestinale était rouge, phlogosée par l'injection des vaisseaux sous-muqueux et capillaires.

La membrane muqueuse était même ramollie en divers points.

Une observation qui nous a paru générale, c'est que les granulations psorentériques étaient moins nombreuses vis-à-vis les points qu'occupaient les plaques de Peyer.

Les ganglions mésentériques, beaucoup moins développés qu'ils ne le sont dans la fièvre entéromésentérique simple, étaient pâles, blanchâtres dans le choléra bleu, et quelques uns plus ou moins violacés dans la psorentérite ou choléra violacé.

Du reste, nous n'avons rien trouvé de constant dans les autres organes, que nous ayons pu regarder comme propre à cette maladie ; la vessie était toujours raccornie, vide d'urine ; sa membrane interne ne nous a jamais paru sensiblement altérée.

Traitement.

Les observations qui précèdent nous paraissent importantes, surtout par rapport au traitement de la maladie. Le choléra s'est présenté à nous sous deux formes bien différentes dont nous venons d'esquisser les principaux traits : 1°. sous la forme inflammatoire ; 2°. sous la forme non inflammatoire. On conçoit que ces deux états exigent des traitemens bien différens pour amener, autant que possible, la maladie à une heureuse terminaison.

Dans le choléra non inflammatoire (psorentérie proprement dite), les toniques diffusibles, le laudanum ajouté dans les potions et dans les lavemens, ont eu des avantages marqués, surtout dans la période algide (de froid). Ces moyens ont toujours été efficacement combinés avec l'application de la chaleur à la peau, les frictions alcoolisées et ammoniacales, et les synapismes appliqués aux membres.

Dans le choléra inflammatoire (ou la psorentérite), l'application des sangsues sur les diverses régions de l'abdomen ou à l'anus, une petite saignée pratiquée quelquefois dès le début de la maladie, ont eu des succès plus marqués encore, en les associant aux mucilagineux, aux limonades citriques, aux potions gommeuses, anti-spasmodiques et anti-émétiques de Rivière.

L'action de la glace et de l'eau gazeuse à l'intérieur nous a paru agir surtout efficacement contre les vomissemens; les lavemens amidonnés et laudanisés ont modéré le dévoiement dans le plus grand nombre des cas.

Une remarque assez générale, c'est que dans les cas où le choléra bleu a eu une terminaison heureuse, il s'est transformé en choléra violacé ou psorentérite, c'est-à-dire que sous l'influence des moyens de réaction développés par les toniques, le choléra inflammatoire a succédé au choléra non inflammatoire. *Nous n'avons pas vu guérir un seul malade chez lequel ce passage n'ait eu lieu.* On conçoit que dès

6

l'instant que cette transformation est opérée, les toniques doivent être suspendus pour leur substituer les moyens applicables au choléra inflammatoire ou à la psorentérite.

Il résulte de là que le choléra inflammatoire offre beaucoup plus de chances de succès que le choléra non inflammatoire, puisque ce dernier n'a guéri qu'en traversant les formes du premier; il en résulte encore que les chances de guérison du choléra ont été en raison inverse de l'âge, puisque le choléra non inflammatoire ou bleu affecte plus spécialement les vieillards.

De ces observations pratiques, extrêmement importantes, il s'ensuit qu'il faut être médecin pour discerner ces deux espèces de choléra, et approprier le traitement à chacune; que celui qui se renfermerait dans le cercle de l'irritation et des sangsues ne devrait qu'au hasard les guérisons qu'il pourrait obtenir, comme celui qui n'aurait recours qu'aux toniques; il s'ensuit aussi qu'il ne suffit pas de distinguer ces deux états, qu'il faut aussi connaître les transformations de l'un à l'autre, parce que les moyens curatifs sont différens.

Comme notre unique but est d'éclairer le lecteur, et non de l'exposer à commettre des erreurs, nous nous abstiendrons d'indiquer les moyens curatifs que réclament les différentes formes qu'offre le choléra, soit dans la période de froid, soit dans la période de réaction, ou dans les accidens subséquens.

Chacun de nous a pu prendre connaissance des
divers traitemens employés par les médecins des divers hôpitaux de Paris, et des modifications suc-
cessives qu'ils leur ont fait subir depuis le commencement de l'épidémie jusqu'à ce jour ; chacun de
nous a pu comparer le résultat de ceux qui ont pra-
tiqué sous l'influence du dogmatisme, du physio-
logisme ou de l'éclectisme ; chacun de nous a eu le
tems de s'identifier avec la méthode qui s'accommode
le mieux avec son éducation et ses habitudes médicales ; chacun de nous a étudié les différences qui
existent entre le climat de Paris et le nôtre, entre
l'habitant de cette ville et celui de notre arrondissement ; enfin, chacun de nous, vieux comme jeune,
pénétré de la sainteté de sa mission, rivalisera de zèle
et d'exactitude, et restera fidèle à son drapeau, si le
fléau nous arrive. *Malgré mon âge, malgré les dangers, nous écrivait dernièrement le Nestor de la chi-
rurgie française, le professeur Antoine Dubois, je
reste à mon poste, parce qu'un soldat ne doit pas
quitter le régiment, le jour de la bataille.*

Un mot sur la cholérine : indépendamment des
effets de la commotion morale que chacun éprouve
à l'arrivée de l'épidémie dans nos pays, il est impossible de ne pas reconnaître qu'un grand nombre de
personnes en reçoivent, depuis quelques jours (28
avril), l'influence, ou plutôt qu'elles éprouvent les
symptômes d'une maladie analogue, mais bien modi-

fiée, connue sous le nom de cholérine, qui, probablement, sera tout ce que nous subirons : les unes
perdent l'appétit, éprouvent du malaise après les
repas, des borborygmes pendant la digestion et surtout pendant la nuit. Il n'y a pas encore de coliques,
mais un sentiment de tension dans le ventre, une
certaine diminution dans les forces physiques et mo-
rales, d'où naît un sentiment de lassitude et d'inquiétude ; d'autres éprouvent, avec ces symptômes, des
coliques, des nausées ou des vomissemens, du dévoiement ; certaines ont des indigestions après avoir
mangé certaines crudités, certaines substances dont
elles ne s'étaient jamais trouvé incommodées.

De la cholérine au choléra il n'y a qu'un pas ; si
vous voulez l'éviter, proscrivez toute crudité et toute
boisson excitante, suivez avec sévérité le régime qui
consiste à manger beaucoup moins à la fois, à ne
manger que quand la digestion du repas précédent
est complète ; et à se borner, si la faim ne se fait pas
sentir, à de simples bouillons.

Si vous éprouvez du malaise, des borborygmes,
une certaine tension, un certain aplatissement du
bas-ventre, prenez du repos, couchez-vous chaudement, et même provoquez la transpiration soit par
la chaleur des couvertures, soit par l'usage d'une
infusion de fleurs de tilleul ou de camomille, soit
même par quelques grains de poudre de d'Ower, etc.

Enfin, si les coliques, les nausées, les vomissemens,
les déjections, etc., se mettent de la partie, fait appe-

ler votre médecin ; il vous dira s'il faut l'emploi des émissions sanguines, celui de l'ipécacuanha, des bains, etc., ou celui des uns et des autres.

Dans un tems d'épidémie de petite vérole (variole), lorsqu'elle est bénigne, discrète, ce qui correspond à la cholérine, vous vous bornez au repos, à la diète, aux boissons douces et mucilagineuses, et tout se passe bien ; si, au contraire, elle est confluente et de mauvais caractère, ce qui correspond au choléra, les soins ordinaires ne suffisent pas ; il y a des accidens profonds qui réclament les secours de la médecine ; alors vous appelez votre médecin ; mais dans le choléra, il faut presser son arrivée, car les accidens sont souvent d'une autre rapidité que dans la petite vérole confluente.

Nous ne terminerons pas ce précis sans fixer, de toutes nos forces, l'attention sur la convalescence des cholériques, qui exige la plus grande surveillance et les soins les plus assidus ; la convalescence, surtout dans son principe, n'est pas guérison, c'est la cessation de tous les dangers pressans ; dans cette maladie particulièrement, le convalescent peut être victime du moindre écart ; retombé, il ne se relève plus. Il est donc bien essentiel de suivre ponctuellement les conseils du médecin relatifs à tous les points du régime de vie, surtout à celui du régime alimentaire.

Enfin, nous finirons par conseiller, comme moyen préservatif du choléra épidémique, l'usage du sirop aqueux de quinquina, ou de l'infusion de cette écorce (1). Les principaux médecins de Saint-Péters-bourg et de Moscou assurent que ce moyen a préservé tous ceux qui s'y sont soumis ; s'il produit un pareil effet dans l'arrondissement de Bernay , il remplira le vœu le plus particulier de mon cœur.

---

(1) On peut prendre une ou deux cuillerées à bouche de sirop aqueux de quinquina avant le déjeûner, et autant avant le dîner ; ou bien, aux mêmes époques , une tasse à café de l'infusion suivante :

Quinquina en poudre grossière........ 1 once.
Racine de valériane.................. 2 grains.
Gomme arabique.................... 2 grains.

Versez dessus deux livres d'eau bouillante, et laissez infuser jusqu'à refroidissement ; vous ne coulerez pas ; mais chaque fois que vous vous en servirez, vous verserez doucement.

En attendant le moment heureux où un spécifique sera découvert contre le choléra épidémique, comme on en a découvert un contre la petite-vérole, etc., nous pensons que ce moyen, joint aux frictions huileuses dont nous avons déjà parlé, est un très-bon préservatif ; cependant, nous sommes loin de le regarder comme une panacée universelle, et nous recommandons bien expressément au lecteur de ne pas l'employer sans l'avis de son médecin, qui, sans doute, le défendra aux personnes irritables, à celles atteintes de certaines lésions gastro-intestinales. Ces personnes là trouveront ici, comme à Paris, dans leur courage et dans leur régime doux et régulier, un sûr préservatif contre le choléra.

LISTE

DES MÉDECINS, CHIRURGIENS ET OFFICIERS DE SANTÉ

DE L'ARRONDISSEMENT DE BERNAY,

avec l'indication exacte des Écoles de Médecine où ils ont étudié,
et des lieux où ils ont été reçus.

Noms. MM.	Qualités.	Domiciles.	Écoles.	Lieux de récept.
Acard,	médecin,	Bernay,	Paris,	Montpellier.
Bardet père,	id.,	id.,	Lyon et Paris,	Paris.
Bardet fils,	id.,	id.,	Rouen et Paris,	id.
Bayeux,	chirurgien,	Duranville,	Rouen et les hôpit. militaires,	Évreux.
Berthe,	id.,	Giverville,	Rouen,	Rouen.
Chambellan père,	médecin,	Beaumont,	Caen,	Caen.
Chambellan fils,	id.,	id.,	Paris,	Paris.
De Raynal,	id.,	id.,	Paris et les hôpit. militaires,	id.
Dumont,	id.,	Bernay,	Rouen,	id.
Fourquemin,	offic. de santé,	Broglie,	id.,	Évreux.
Fossey,	id.,	Fontaine-la-Louvet,	Caen et les hôpit. militaires,	id.
Ferron,	id.,	Le Bec,	Rouen,	id.
Filz fils,	id.,	St.-Germain-la-Campagne,	id.,	id.
Gattine,	id.,	La Barre,	Paris,	Paris.
Goujon,	id.,	id.,	Rouen,	Évreux.
Hamel,	id.,	Boisney,	id.,	id.
Halbout,	id.,	Giverville,	id.,	id.
Jouas,	id.,	Thiberville,	Évreux et Paris,	id.
Jouen père,	chirurgien,	Harcourt,	Rouen,	Rouen.

Noms.	Qualités.	Domiciles.	Écoles.	Lieux de récept.
MM.				
Jouen fils,	médecin,	id.,	Paris,	Paris.
Lejeune,	id.,	Brionne,	Paris et Montp.,	Montpellier.
Lesueur,	id.,	id.,	Paris,	Paris.
Lesueur,	offic. de santé,	id.,	id.,	id.
Lamarre,	chirurgien,	Montreuil,	Rouen,	Rouen.
Laignel,	médecin,	Bernay,	Paris,	Paris.
Leberthe,	id.,	id.,	id.,	id.
Mouchel,	id.,	id.,	Caen,	Caen.
Montier,	chirurgien,	Le Bec,	Rouen et les hôpit. militaires,	Évreux.
Neuville,	médecin,	Bernay,	Paris,	Strasbourg.
Oudart,	offic. de santé,	Carsix,	Rouen,	Évreux.
Perrier,	médecin,	Bernay,	Rouen et les hôpit. militaires,	Paris.
Quesnel,	offic. de santé,	Goupillières,	Rouen,	Évreux.
Rémusat,	médecin,	Beaumesnil,	Paris,	Paris.
Roussel,	chirurgien,	Bernay,	Rouen,	Rouen.
Sauvage,	offic. de santé,	Broglie,	id.,	id.
Testu,	id.,	Montreuil,	id.,	Évreux.

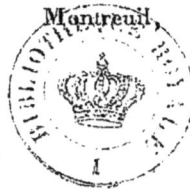

www.ingramcontent.com/pod-product-compliance
Lightning Source LLC
Chambersburg PA
CBHW071108210326
41519CB00020B/6224